# 見逃される
# 高血圧の合併症

## 診察なし降圧剤頼みの血圧対策は危険!

坂東正章



ワニブックス
PLUS新書

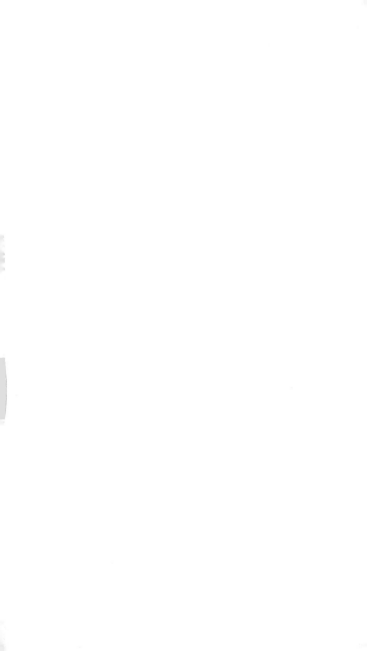

# はじめに

私は循環器系の開業医ですが、週刊誌などで医療情報に関して一方的で偏った報道がなされることが後を絶たず、気になっています。

「危険なクスリ」といった特集が組まれることがあります。日本の代表的な降圧剤が列挙されていて驚きました。薬には当然副作用もあるのですが、適切に使用すれば非常に効果的です。因みに私には前立腺肥大があり、急に尿意を催したり、尿線が細くなったりする症状がありましたが、薬を服用することで非常に快適になりました。特段の副作用もなく薬の有難さを実感しています。薬の危険性を過大に報じるメディアの報道を信じて、自己判断で薬を中止することがないようにと思います。

また、ある雑誌では「血圧２００㎜Ｈｇを5年間放っておいたが、問題はなかった」との医師の記載がありました。開いた口が塞がりません。「血圧は年齢＋90がちょうど良い」と未だに主張する医師もいます。これはどの年代の人に、どのくらいの血圧が続くと高血圧に伴う合併症が起こるかという大規模な医学的調査ができていなかった時代に、血圧管理の目安として出された指標でした。

本文に記載しますが、高血圧では大動脈弁膜症をはじめとして命に関わる合併症がたくさん生じてきます。日本高血圧学会から発行されている『高血圧治療ガイドライン2019』には、高血圧治療の根拠となる多数の全世界的な大規模調査結果が記載されており、そういった内容を元にして日本人に適した現在の高血圧治療の基準が策定されました。

ガイドラインに記されている家庭血圧の降圧目標を左に記しました。なお、脳血管障害の状況やタンパク尿の有無などによって、降圧目標が少し変わりますが、詳細は省きます。ただし、すべての人にこの降圧目標を達成させると、ふらつきや倦怠感を訴える人が生じるのも事実であり、その際には適切なレベルに家庭血圧をコントロールするようにしています。

◎家庭血圧の降圧目標
75歳未満成人の家庭血圧は125／75㎜Hg未満。

75歳以上高齢者の家庭血圧は135／85㎜Hg未満。

「血圧は年齢＋90がちょうど良い」と主張する医師は、そういった大規模調査結果をきちんと読んでいないのでしょう。たとえ読んでいたとしても、このように主張する医師は、高血圧の患者さんを実際に診療していないと思います。高血圧の患者さんには高血圧だけではなく、糖尿病、脂質異常症、慢性腎臓病、睡眠時無呼吸症候群などの合併症や、生活習慣で喫煙、多量飲酒、ストレス、睡眠不足、運動不足など他の問題を抱えている方も多く、加齢や遺伝傾向も無視することはできません。「血圧は年齢＋90がちょうど良い」という方針で高血圧の治療を長期間続けた場合には、本書で記載する高血圧に伴う合併症が次々と出現し、早々と亡くなっていく方が増えることでしょう。

また、高血圧の患者さんを数万人（中には10万人！）治療をしてきたと豪語する医師もいます。しかし、一人の高血圧の患者さんの診療をするということは、その人の一生を診ていくことだと私は考えています。その長い過程で高血圧に伴う合併症を起こさないようにすることが、高血圧診療でもっとも大切なことだからです。

私には心臓血管外科医の時代から40年近く継続して診療を続けている方が数名います。

それ以外にも20〜30年以上継続して診療している方もたくさんいます。一人の方の高血圧診療を行ったということは、長年月、できれば終生にわたって診療を続け、高血圧に伴う合併症を防ぎ、残念ながらそれが発生してもきちんと対処してこそ言えることだと私は考えます。

私が開業してから約20年で拝見した高血圧の方は男性２９６４名、女性３５２２名でした。この中にはがんなど他の疾患で亡くなった方が含まれますが、高血圧関連の合併症で亡くなった方は非常に少ないのです。しかし、この約６５００名ほどの高血圧の方々が現在も継続して通院しているかといえばそうではありません。高齢になり遠方からの通院が困難になって転院した方、運転免許証を返納して来院できなくなった方、がんや呼吸器系疾患、消化器系疾患など他の疾患で死亡した方、認知症の進行や骨折で施設入所し、来院できなくなった方、また何らかの理由で来院しなくなった方がいます。

現在どのくらいの方が高血圧で通院しているかを調べました。２０２３年1月から同年6月末までの半年間で、私が継続して拝見している高血圧の方は、男性１０６７名、女性１１６２名の合計２２２９名で、診察間隔も２〜３カ月の方がほとんどです。因みにこの半年間に当クリニックを受診した方は初診、再診を含めて男性が1215名、女性は1380名でした。受診された方に占める高血圧の方の割合は男性で87・8％、女性では84・2％にも達していました。

一人の医師が高血圧に伴う合併症を防ぐためにきちんとした診療をしようとすると、当クリニックには他の循環器系疾患で通院している方もおり、私がこれ以上の方の診療を引き受けることは事実上困難です。卓越した医師なら可能かもしれませんが、私の考えや診療方法では高血圧の方を数万人から10万人も診療するということは不可能です。

さて、高血圧という病気はその影響が全身に及び、合併症を誘発します。脳梗塞、脳出血などの脳血管疾患、狭心症、心筋梗塞などの虚血性心疾患、大動脈弁狭窄《きょうさく》や大動脈弁閉鎖不全の大動脈弁膜症、心房細動などの不整脈、腹部大動脈瘤や胸部大動脈瘤などの大動脈瘤、大動脈解離などの大動脈疾患、足の血管が詰まってくる下肢閉塞性動脈硬化症、腎機能が低下する高血圧性腎硬化症、高血圧性心不全等々。高血圧診療ではそういった数多くの高血圧に伴う合併症を発症させないように、注意して患者さんを診ていくことが大切であり、万一そのような兆候を確認できれば、その病態を進行させないよう治療をすることが重要なのです。

　そのためには、病院や家庭で測る血圧がどのような値を示すかということは、高血圧診察において大事なことです。しかし、ツボを押したら血圧が下がる、タオルを握ると血圧が下がる、○汁を飲めば血圧が下がるなど、こうすれば簡単に血圧が下がるという書籍が医療関係書の中でベストセラーになり、そうすれば高血圧の問題はすべて解決するといった風潮がとても気になります。自身の血圧が一時的な操作で下がっても、実際に体内の諸臓器が高血圧によってどのような状態にあるかを、定期的に確認しなければ意味がありません。治療が遅れた高血圧や、長年続いていた高血圧では前述のように、全身の臓器にいろいろな病変が出てきている可能性があります。たとえ簡便な方法で血圧が低下したとしても、動脈硬化を進行させる要因は繰り返しになりますが、高血圧以外に糖尿病、脂質異常症、ストレス、運動不足、睡眠不足、喫煙、慢性腎臓病、多量飲酒などがあり、どんなに工夫しても制御できないものとして遺伝的要因、加齢がありま す。ですから、血圧の値だけに注目して経過をみる高血圧対策は誤りなのです。

　高血圧の人、高血圧の既往のある人の全身の臓器に及ぶ変化を、長年にわたってきちんと見極めることが主治医の役目です。そして、高血圧に伴う各種の合併症の発症を予防し、残念ながら発症したときには速やかに治療してその悪化を防ぐのが高血圧診療なのです。一時的な方法で血圧の数値が下がったと安心し、それで高血圧が解決したと考えてはなりません。血圧が低下していても高血圧の合併症は密かに進行している可能性があり、注意が必要です。そんな実例も本書でお示しします。

私は心臓血管外科医として24年間診療を続け、その後循環器系開業医になって20年を超えました。心臓血管外科医として診療を続けていた時に、救急搬送されてきた患者さんの話を聞くと、高血圧治療を受けていたと言いながら、全身の評価を受けていない人がたくさんいました。動脈瘤破裂、急性大動脈解離、下肢閉塞性動脈硬化症、急性心筋梗塞などの緊急手術を頻回に行いました。急性大動脈解離以外の疾患は、発症前にそれらの疾患の予兆を見出すことは一定の確率で可能です。「高血圧治療を受けてきたと言いながら、なぜこういった病気が未然にわからなかったのだろう」、心臓血管外科医のときにはそういった疑問がよく頭を過《よぎ》りました。

自分が開業医になり、その理由が分かりました。それは高血圧の治療を受けていると言いながら、単に降圧剤をもらってくるだけの患者さんが多いのです。またそれではダメと指摘する医師も少ないように思います。そして、病院で測定した血圧よりも家庭血圧のほうがその人の将来の病状を推測するのに有効であると分かっていながら、家庭血圧を正しく計測する方法が患者さんに教えられていません。当院に転院してくる患者さんの中で、正しい家庭血圧の測定方法を知っている方はほぼ皆無の状態です。さらには、それまでの医療施設では診察は受けず、毎回薬だけもらってくるという人もたくさんいました。それなら、病院に通院しているのではなく、薬局に通っているのと同じです。

高血圧診療では、頭のてっぺんから足の先まで、高血圧による合併病変が生じていないか、問診、視診、触診、聴診といった医師の診察で、受診するたびに確認する必要があります。また高血圧は生活習慣病ですので、医師だけが対応するのではなく生活全般を見直していくために多職種の参画が必要です。このため、当クリニックでは看護師、臨床検査技師、管理栄養士、事務職員が一丸となって患者さんに対応しています。本当は薬剤師も加わるべきなのですが、現在の医療制度では開業医が薬剤師を雇用するのは極めて困難であり、できていません。残念です。

今回の書籍では、高血圧診療を受けているといっても、医療施設で医師の診察を受けなければ見逃されやすい高血圧の代表的な9つの合併症を記載しています。また、昨今流行の高血圧へのオンライン診療では、今回記載する高血圧合併症は全く診断できないこともお分かりいただけると思います。そしてこれらの合併症を発見するためには、大きな病院でCTやMRI検査などを受けなくても、かかりつけ医師が四感（味覚は使いませんので五感ではありません）と聴診器を組み合わせ、必要な時には心電図、胸部レントゲン写真、採血検査、採尿検査という通常の開業医院で行われている方法で発見できることを示します（当クリニックでは超音波検査ができるためさらに有利になっています。開業医院にこの装置がなければ、急性期病院に紹介すれば問題は解決します）。こう書きながら、私ももう少し早く合併症を発見していれば……と反省したことがあります。自戒の念も込めて、そういった実例も記します。

高血圧で治療を受けていると言いながら、血圧の数値だけに注目したり、薬をもらってくるだけの診療を受け続けていたりする人には、ぜひ最後までお読みいただければと思います。

※脳出血、ラクナ梗塞といった疾患は高血圧の合併症として重要ですが、医師が診察して事前に発見することは困難であり、今回の書籍では省いています。

## 第3章　家庭血圧の正しい測り方



## 第4章　高血圧診療における看護師の役割

# 第1章

# 私の診察手順と診察方法

## 駆け込んできた70代後半男性の患者さん

本題に入る前に、以下のような患者さんがいたことを先にお知らせします。なぜこのようなことが起こるのか、お考えください。

当クリニックは新患、再診とも予約制ですが、70代後半の男性Aさんがほぼ飛び込み受診のような格好で受診されました。苦しんでいる人の診療を拒否することはできません。看護師の問診では、かかりつけ医で高血圧の治療を受けているが、4～5日前から夜、横になると息が苦しく、動悸もあって非常に不安だと訴えました。65歳から高血圧と診断され、かかりつけ医で投薬を受けていました。しかし、自覚症状は何もなく好きなゴルフも問題なくできていました。受診してもかかりつけ医とは世間話をする程度で診察はなく、血圧も安定していて薬をもらうだけの診療が長年続いていたとのことでした。

受診されたとき、外来の血圧は120／64㎜Hgと低いのですが、脈拍数は75～103／分と変動し、不整脈が基礎にあることがわかりました。また指先で計測する経皮的動脈血酸素飽和度（以後は$SPO_2$と表示）は93～94％まで低下していました（標準値は96～99％）。診察すると両方の目の上には腫れがあり、心臓の聴診では典型的な大動脈弁膜症の心雑音でした。両側の肺の聴診では肺に水が溜まった時に聴取される、ブツブツという水泡音が聴かれました。腹部は膨れ上がって腹水が溜まり始めている可能性があり、両側下腿には強い浮腫がありました。安静時心電図では予想通り、脳梗塞の原因になる心房細動が認められ、胸部レントゲン写真では左右の肺に水が溜まり、心臓の影も大きくなっていました。「これまでの診察で心房細動と言われたことがありますか？」と尋ねても、心電図検査は長年受けていないとのことでした。状況からは大動脈弁膜症に心房細動が合併した高血圧性心不全状態であり、受診当日、急性期病院に紹介しました。

急性期病院では入院の上、心不全への治療がなされ、受診時に79・７kgあった体重は治療で71・２kgまで減少し、症状も消失して無事退院しています。精密検査の結果では大動脈弁逆流に伴う大動脈弁閉鎖不全症が主体の大動脈弁膜症でした。心房細動に対しては脳梗塞予防の薬剤が開始されていました。今後の治療は、通院しやすい自宅近くの医院で行うことになりました。

15年近く、高血圧の治療を受けてきた方でした。しかし、大動脈弁膜症、心房細動、高血圧性心不全という高血圧に伴う合併症が見事に見逃されていました。高血圧の治療を受けていても、それに伴う自覚症状が何もなかったので、本人はかかりつけ医院での診察は不要と考え、世間話をし、薬をもらってくるだけで長年過ごしてしまいました。医師の方も聴診器を使って診察することがなかったといいます。高血圧診療では自覚症状の有無などは、全くあてにならないことがわかる典型例でした。

医師の世界には「後医は名医」という言葉があります。後から診療した医師ほどたくさんの情報を元に、患者さんの診断や治療ができるため、最初に診療していた医師（前医といいます）よりも、後から診た医師（後医）のほうが名医のように見えるという意味です。今回のケースに関しても、そう思われた方がいるかもしれません。しかし、この方の前医は、そもそも診察をしていなかったのです。聴診器で患者さんの心音を聴くという、ごく基本的な診察を定期的にしていれば、今回の大動脈弁膜症や心房細動を見出すことは極めて簡単なことでした。患者、医師ともに、診察を疎んじてしまうと、このような事態に陥ってしまいます。こういった事実を、診療を受ける方々にもぜひ知ってほしいと思います。高血圧の治療を受けている方は、定期的な医師の診察を受けなければ、高血圧の合併症が見逃されることになります。このように書きながらも、私も高血圧の合併症を見落としたことがあります。そういった経験を元に、どのようにすれば、高血圧の合併症をきちんと拾い上げることができるかを考えて、診察方法を組み立てて

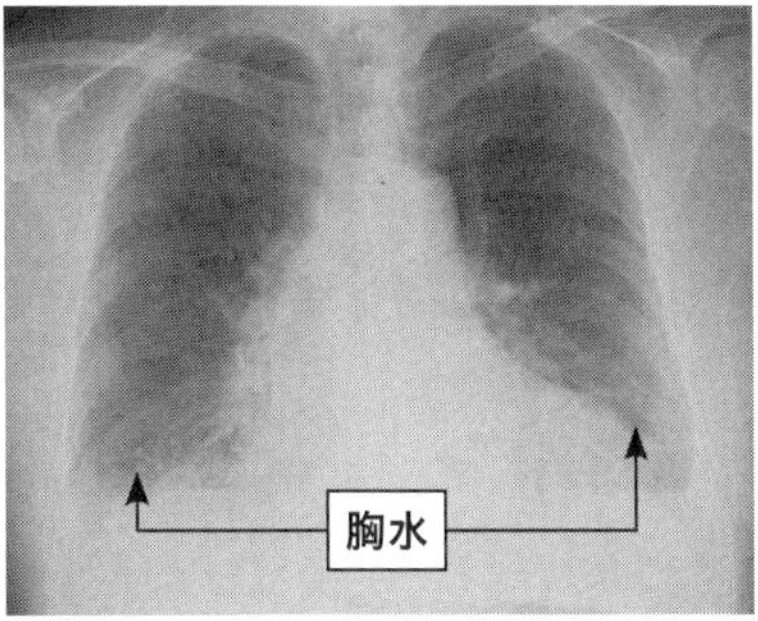

受診時のAさんの胸部レントゲン写真

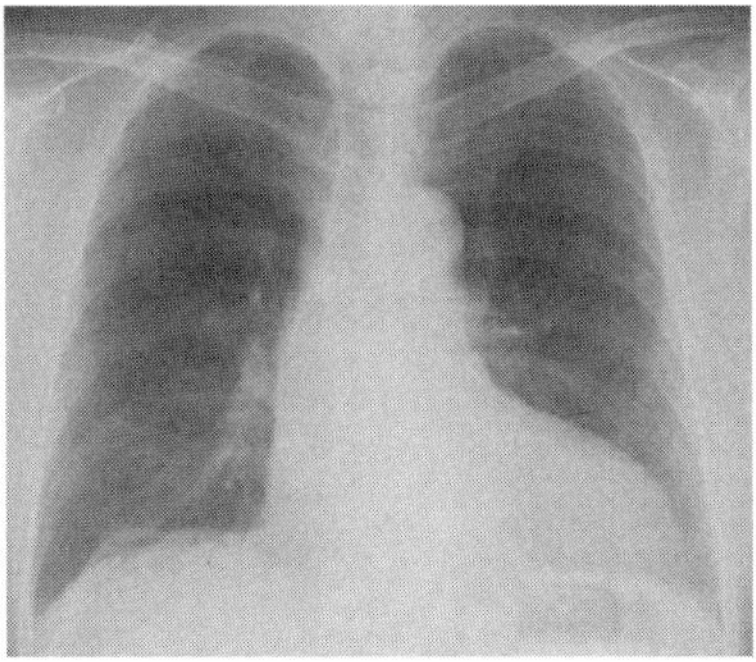
急性期病院退院後に再受診した日のAさんの胸部レントゲン写真。両側の胸水はきれいに消失しています

いきました。その診察方法をまずお知らせし、どのように高血圧合併症を拾い上げてきたか、見落とし例も含めて順次記載していきます。

## これが私の診察手順と診察方法です

当クリニックを受診された患者さんは初めての方、普段から通院している方ともに、最初に我々が看護室と呼んでいる4つの個室で看護師が問診をします。初診の方は血圧、脈拍数、指先で測る経皮的動脈血酸素飽和度（$SpO_2$）、身長、体重の確認を含め、病状やこれまでにかかった病気、祖父母、両親、兄弟、子どもさんの病気など約30分かけてお尋ねします。再診の方も血圧、脈拍数、体重、$SpO_2$を確認し、約15分で前回から今回の受診までの病状の変化を尋ねます。看護師はそれぞれの問診内容を電子カルテに記入し、それが終了した方から順に私の診察室に誘導されてきます。

その後の私の診察は次のように行っています。初診の方と再診の方とでは診察内容が少し変わります。以下に私の診察方法を記載してみますが、診療科や医師の考え方によってどの部位から診察するか、どんな方法で診察するかの違いはあります。私の方法が最適と考えているわけでは決してありませんので、念のために申し添えます。

当クリニックには同じ形態の診察室が二つ並んで存在し、部屋の後方に二つの部屋を行き来できる通路扉があります。私は診察室担当の看護師と一緒に行動していますが、一つの診察室で私の診察が終了すれば、患者さんを残して私は隣の診察室に移動して診察をしています。診察室看護師は診察が終了した患者さんに対して、私が指示した次回受診時の検査内容の確認をし、次回の予約用紙を受付事務に手渡してから隣の診察室に移動します。そういった体制での診療を朝から晩まで繰り返します。

このような方式を採用することで二つのメリットがあります。一つは診察が終了した後で私がすぐに診察室を出るため、特に女性患者さんの場合は診察が終わったあとの身づくろいをゆっくりできるということ。二つ目は一つの診察室だけで診療を行っていると、患者さんが着替えて荷物を整理し診察室を出る間、私が次の患者さんの入室をじっと待っていなければなりません。もう一方の診察室に移動することで次の患者さんをすぐに診察することができて、時間を有効に使えることです。

私の診察方法を以下に記します。初めて受診された方の場合には、「おはようございます（午後は「こんにちは」）。院長の坂東です。今日拝見します」と挨拶をします。しかし、その前から診察は始まっています。患者さんがすでに診察室に入って待機していることが多いのですが、私に遅れて入室される時もあります。そんな時は患者さんが診察室に入ってくるときの歩き方や顔の表情を見ています。椅子に座る時の歩き方や様子、息遣いを観察しています。初診の方ではご家族が一緒に来ていることも多く、付き添いの方の表情も参考になります。嫌々ながら同伴してきたのか、非常に心配して一緒に来院されたのか、家庭内における患者さんの処遇状況が推測できます。その後、前述のように挨拶をして診察が始まります。そして、その挨拶を返す患者さんの声色や声の強さも見ているのです。

まず、看護師が電子カルテに記載した症状、病気の経過、既往歴、血圧、脈拍数、身長、体重、ＳｐＯ$_2$などの内容を確認します。その後、症状の出現する状況などに関して追加の質問があるときには尋ねます。初診の患者さんはどうしても緊張した状態にあるため、少しリラックスしてもらう工夫をします。そう感じたのは開業直後の時でした。開業時はワイシャツにネクタイを締め、白衣を着て診察をしていました。しかし、どうも患者さんの表情が硬いのです。どうしてだろうと考えましたが、それは白衣の影響であろうと気づきました。このため、早々に白衣を脱ぎ、ワイシャツ、ネクタイ姿に変更しました。そのことでかなり患者さんの表情が柔らかくなりました。しかし、まだ少し患者さんにはよそ行きの感じがあったため、数年後はネクタイも外しワイシャツだけの姿での診療に変更しました。私も楽になりましたし、患者さんの様子もさらにリラックスする感じが見て取れました。近所のおっちゃんと話をするような感じです。ただ、新型コロナウイルス感染症が発生してからは私服での診療は危険になり、スクラブという医療用の洋服に変更せざるを得ませんでしたが、幸い白衣の時のような緊張感は患者さんになく、そのままのスタイルで診療を継続しています。コロナ禍が消失すれば元の私服に変更しようと思っています。

さて、私の服装以外で患者さんにリラックスしてもらう方法にも気づきました。それは初診の患者さんに職業の内容、出身地、年配の方の場合には若い時の仕事、珍しい名前であればその由来、学生の時の部活動などを尋ねることです。問いかけの内容によって、患者さんがどのように反応するかを見ています。患者さんがニコッと笑って気持ちがほぐれる時と、表情が少し暗くなる時があります。適宜話題を変えて対応しています。

ある患者さんは「私は土木設計をしていて〇〇橋の設計をしました」と言われたので、「その橋を私はよく通っていますよ」と答えると、一気に患者さんの顔がほころびました。私と同世代の男性が受診されたとき、高校時代のクラブ活動を尋ねると、硬式野球部とのことでした。私も甲子園を目指す高校球児でしたので、所属校を尋ねると練習試合をした学校でした。「ひょっとすると同じグラウンドで対戦したかもしれませんね」と答えると、その患者さんの緊張感がぐっとほぐれました。また、「地元の〇〇バスの運転手をしていました」と話す患者さんには、「子どもの頃、そのバスに乗っていたので、いつか乗せてもらったかもしれませんね」と答えると場が和みます。ある高齢女性は「若い時は、背広にネームを入れる仕事をしていました」とのこと。「私は地元で背広を買っていたので、私の背広にネームを入れてくれたのは〇〇さんかもしれませんね」と伝えると、ニコッとされました。

このように、患者さんが話したいような内容に行き当たると、患者さんの表情がパッと明るくなり、表情が穏やかになります。このようにして、患者さんが少しリラックスしてから実際の診察に移ります。なお、初診の方と再診の方では診察内容が変わります。以下に記載するのは初診の方への診察方法です。再診の方の場合には以下に述べる診察内容のうち、手、目、甲状腺、頸部の血管雑音、腹部の血管雑音、足先の動脈拍動の確認は行っていません。

診察はまず患者さんの両手を確認することから始めます。手の甲、手のひら、爪の様子をみると、どのような生活をされているのかがわかります。若い時から手仕事などを全くせず深窓の令嬢であったような、非常にきれいな指の高齢女性、手のひらや指に力仕事でできるタコができている人、

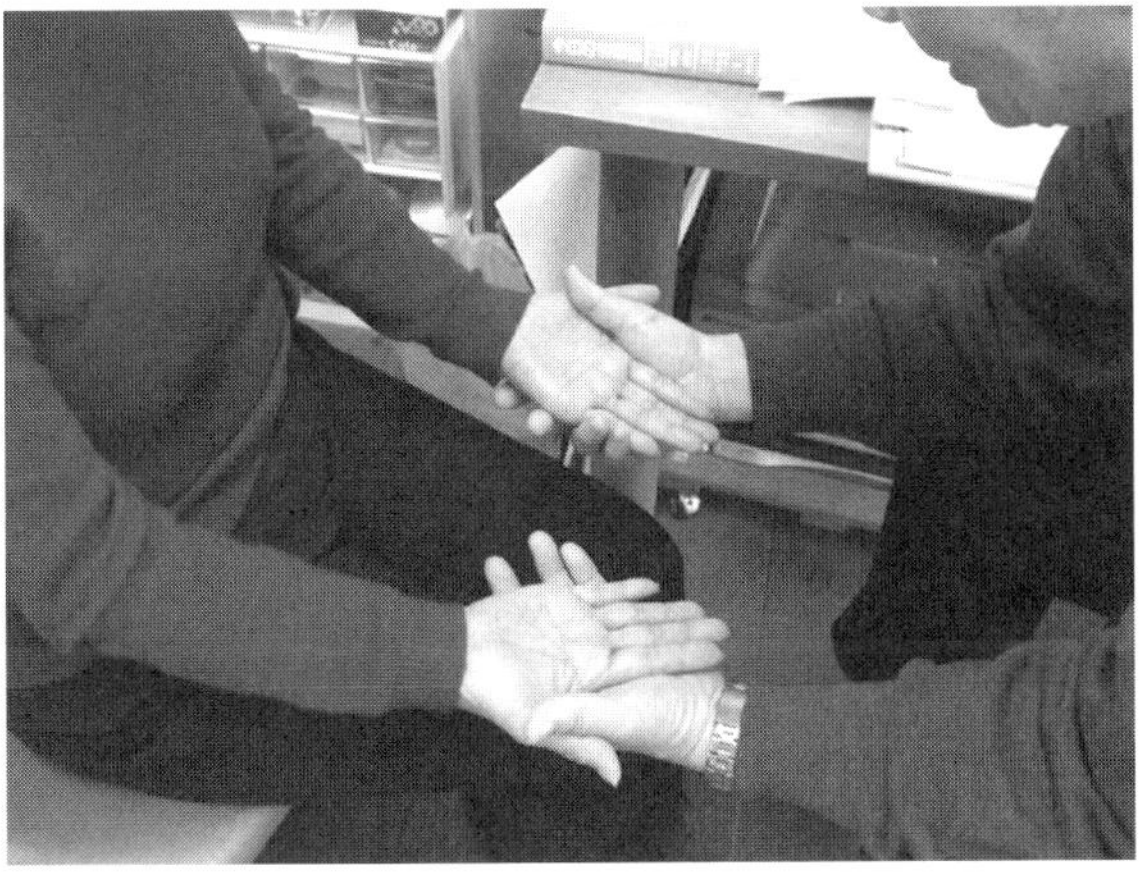

写真1：手の観察

爪先と指の先端の間に土が挟まって毎日土仕事をしている人、指先の皮膚にひび割れがあり水仕事などが過剰な人、指の関節が変形している人など、そういった観察でその人の生活状況を推測できます。患者さんの訴える症状と手の様子から想像できる生活状況を比較して、病状を考えていきます。「目は口ほどに物を言う」ということわざがありますが、診察では「手は口ほどに物を言う」のです。また、手のひらにじっとりと汗をかいている人もいます。「手に汗握る」といいますが、暑いからといって手に汗をかくことはなく、手のひらの汗は緊張感の強い人の特徴で、そのことも循環器系の疾患を考える上で参考になります。

次に目の様子を観察します。両方の目の下の皮膚を少し下方に押し下げて下まぶたの内側や眼球結膜を見ると、貧血や黄疸《おうだん》の有無がわかります。その後、患者さんには上を向いてもらって唾《つば》をゴクンと飲み込んでもらいます。太っている人以外ではそうしてもらうことで、甲状腺の大きさがだいたいわかります。循環器系疾患の背後に甲状腺疾患が潜んでいることがあり、異常を認めた場合には採血検査を追加します。その後、患者さんには椅子から診察台に移動してもらい、上向きで横になってもらいます。

上半身の診察では女性の場合は普段はブラを外さず薄い下着を着けた状態で、男性の場合は下着のシャツも首元まで捲《まく》り上げてもらいます。ザっと胸の表面を観察します。がん、結核、心臓などの手術痕を見ることがあります。患者さんが言いそびれたり、言いにくかったりすることがあるようです。皮膚にかゆみからの引っかき傷が多く存在したり、本人の気づいていない腫瘤《しゅりゅう》が存在したりすることがあります。また男性の乳首が膨《ふく》れていたことがありました。専門医に紹介すると、男性乳がんが判明しました。そのような方がこれまでに二人いました。その他、薬剤の副作用で男性の乳頭が腫れてくることがあります。胸部表面を医師が目で観察する

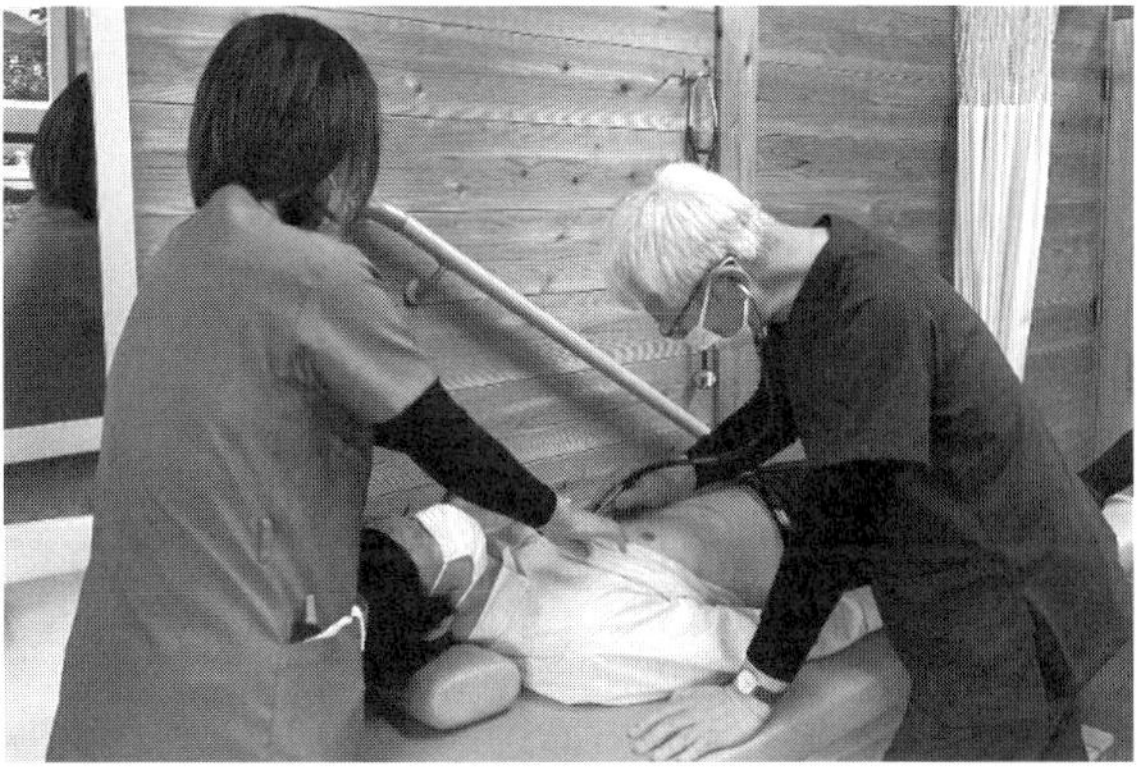

写真2：心音、呼吸音の聴診

ことも大事な診察なのです。なお、胸や腹部の診察で、循環器とは無関係な病変が発見された実例は、第6章に記載しました。

その後は聴診器で心臓の音を聴きます。心臓の内部には血液を一方向に流す役割の4つの弁があります。それぞれの弁の開閉音が特徴的に聴かれる胸の部位があり、その部位を順に聴いていきます。それぞれの弁が狭くなったり、きちんと閉まらなかったりすると、特有の雑音がきこえます。高齢者が増えている現状では大動脈弁狭窄症になっている患者さんが多く、聴診をしてその病気を探す必要があります。この病気に関しては後ほど第2章で詳しく記載します。さらには両側の肺の音、呼吸音も聴きます。心臓の機能が低下する心不全があったり、長年の喫煙歴、喘息、間質性肺炎などがあったりするとそれぞれ特徴的な肺の雑音が聴こえます。喫煙しているかどうか、このときに呼気の臭いを嗅いで確認しています。「煙草は吸っていません」とごまかしても、吐いた息の臭いでわかります。

聴診の時にわかるのは大動脈弁膜症の雑音だけではありません。後ほど第2章で記載しますが、心房細動という不整脈があります。心房細動になるとドキドキするという自覚症状を訴える方が多いのですが、高齢者では心房細動になっても全く自覚症状の無い方もいます。聴診器で心臓の音を聴いていて、心音が規則正しくなく、心房細動だろうと思って心電図をとると心房細動だったということはよくあります。また、聴診中に連続した脈の乱れに気づき、すぐに心電図をとっても異常がないことがありました。しかしどうも怪しいと思い、24時間の心電図を記録できるホルター心電図を行ってみると、心室頻拍という非常に危険な不整脈を発見し、急性期病院に紹介したこともありました。さらには心臓の機能が低下してくるとⅢ音、Ⅳ音という過剰な心音を聴くことがあり、そういった過剰な心音の確認も患者さんを治療していくに際して重要な所見になります。

その後、両側の首の部分に聴診器をあて、息を止めてもらって首に血管性の雑音があるかどうかを確認します。首の動脈を頸動脈と言いますが、狭い部分があったり曲がっていたりした場合には、この部位でザーザーという血管性の雑音を聴くことがあります。また頸動脈に狭窄や蛇行がなくても、心臓の雑音がこの部位に及んで同様の雑音を認めることもあります。大動脈弁膜症の場合にはこのようなことがあり得ます。首の部分に血管性の雑音を聴いたときには、頸動脈のエコー検査で評価を行います。

次いで腹部の診察に移ります。胸部と同様でまず腹部の表面を観察します。この時は女性の場合も下着を乳房下部まで捲り上げてもらいます。腹部にも患者さんが伝えていない手術痕を見つけることがあり、そのような場合にはその内容を尋ねます。その後、お腹の膨れ具合を観察します。大きなお腹の人ではほとんどが脂肪ですが、なかには腹水が溜まっている人がいます。高齢の方では臍炎《さいえん》といって、へその中に炎症が生じている方も見かけます。身体が前かがみで「くの字」に曲がってきたりすると、腹部がきちんと洗えなくなるようで、時にみられます。

次に私の両手、指先を使って肝臓が腫れてい

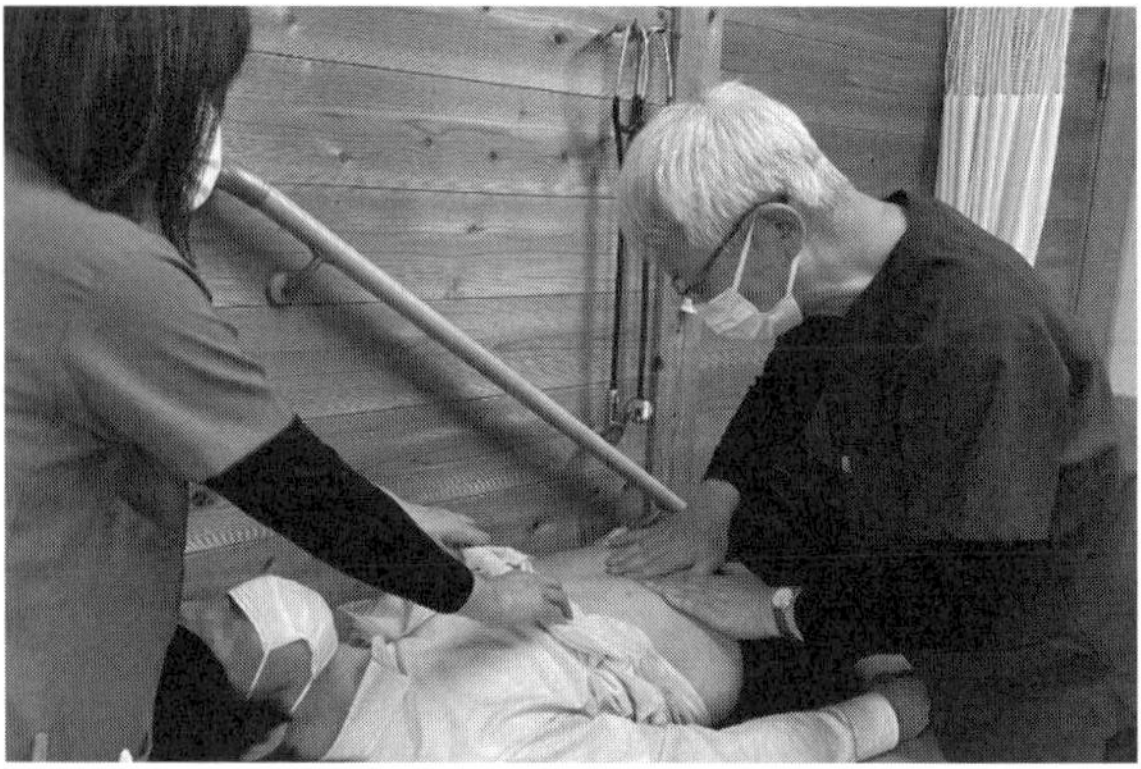

写真3：腹部の触診

ないか、腹部の大動脈が拡張して腹部大動脈瘤になっていないか、それ以外にも何か腫瘤が触れないか確認します。また腹部に血管性の雑音がないか、聴診器を腹部にあて腹部全体の聴診をしています。腎臓や消化器の動脈に動脈硬化で狭い部分が生じていると、血管性の雑音を腹部で聴くことがあります。こういった診察で腹部に血管性の雑音を認めたため急性期病院に紹介したところ、腎動脈が狭くなったことによる腎血管性高血圧が発見されたことがあります。

次に足の腫れ具合を確認します。ズボンを上げて見るだけではなく、ふくらはぎ前面を圧迫して浮腫があるかどうか、その程度はどれほどかを確認します。一見何の問題もなさそうな方

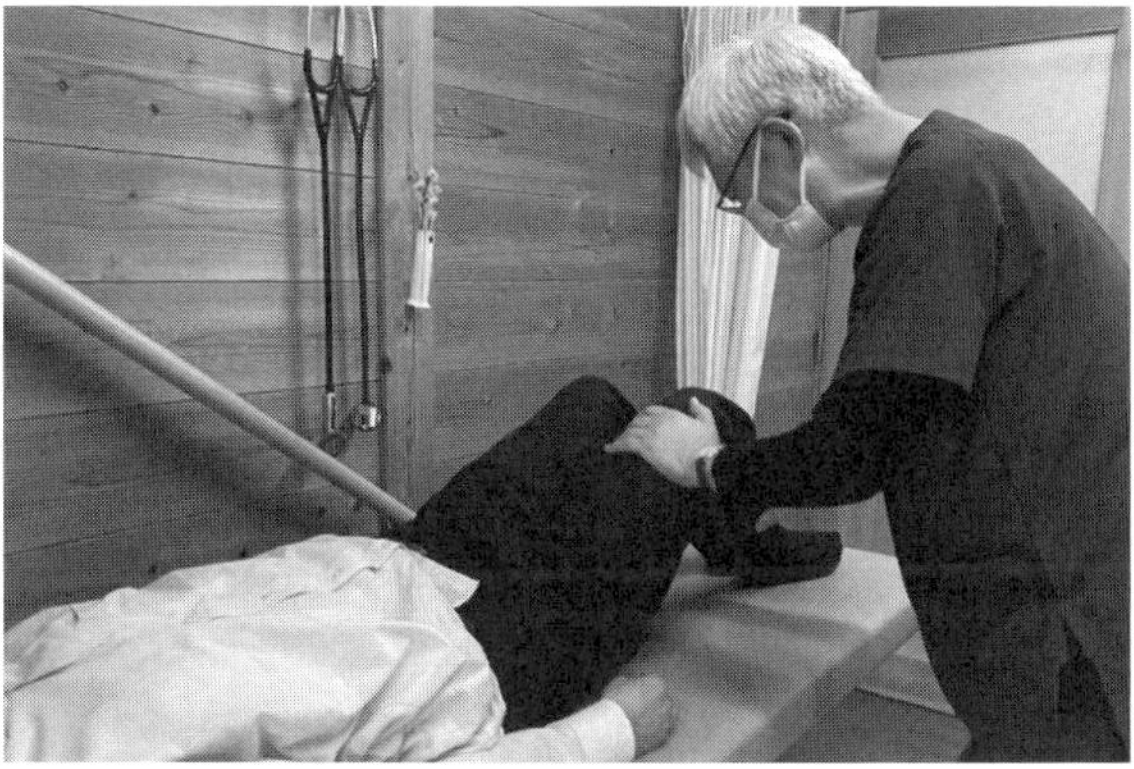

写真4：足の浮腫の確認

でも、ズボンの裾を捲り上げて確認すると、写真4のような強い浮腫を発見することはよくあります。浮腫の原因としては次のようなことを疑います。心不全の兆候、過剰な飲水、腎機能の低下、運動不足、低タンパク血症など。診察時に何が原因かを検討して対処しています。

その後は両足先まで血液がきちんと流れているかどうか、足先の動脈拍動を私の指先で確認します。足先の動脈拍動は足の甲の部分で、足の第一趾と第二趾との間で触れることができます。また、内くるぶしの背中側でも触れることができます。そのどちらかで動脈拍動に触れることができれば、下肢への動脈血流に問題はないと判断します。なお、動脈拍動の有無を確認

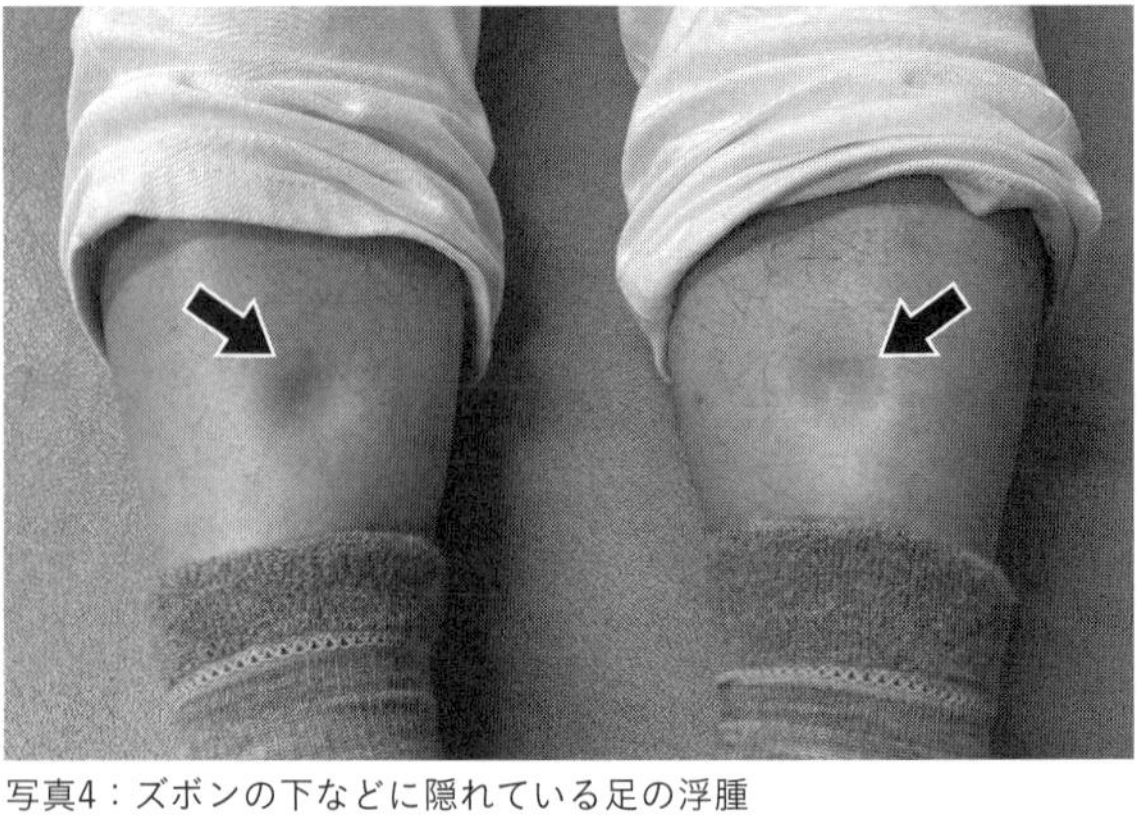

写真4：ズボンの下などに隠れている足の浮腫

するのに、わざわざ靴下を脱いでもらう必要はありません。靴下をはいたままでも十分分かります。わかりにくい時には靴下を脱いでもらって確認しています。また、このとき、足の指の間の皮膚の異常も確認しています。いわゆる水虫が存在している方がいます。また、足の静脈瘤が見られる方もいます。そのような場合には立位になってもらって、改めてその全体像を確認しています。

このように書くと、初めての方の診察では非常に時間がかかっているように思うかもしれません。しかし、私の問診が終了してから、実際の身体診察を開始し終了するのにかかる所要時間は３分ほどです。目で観察するのは瞬時に行

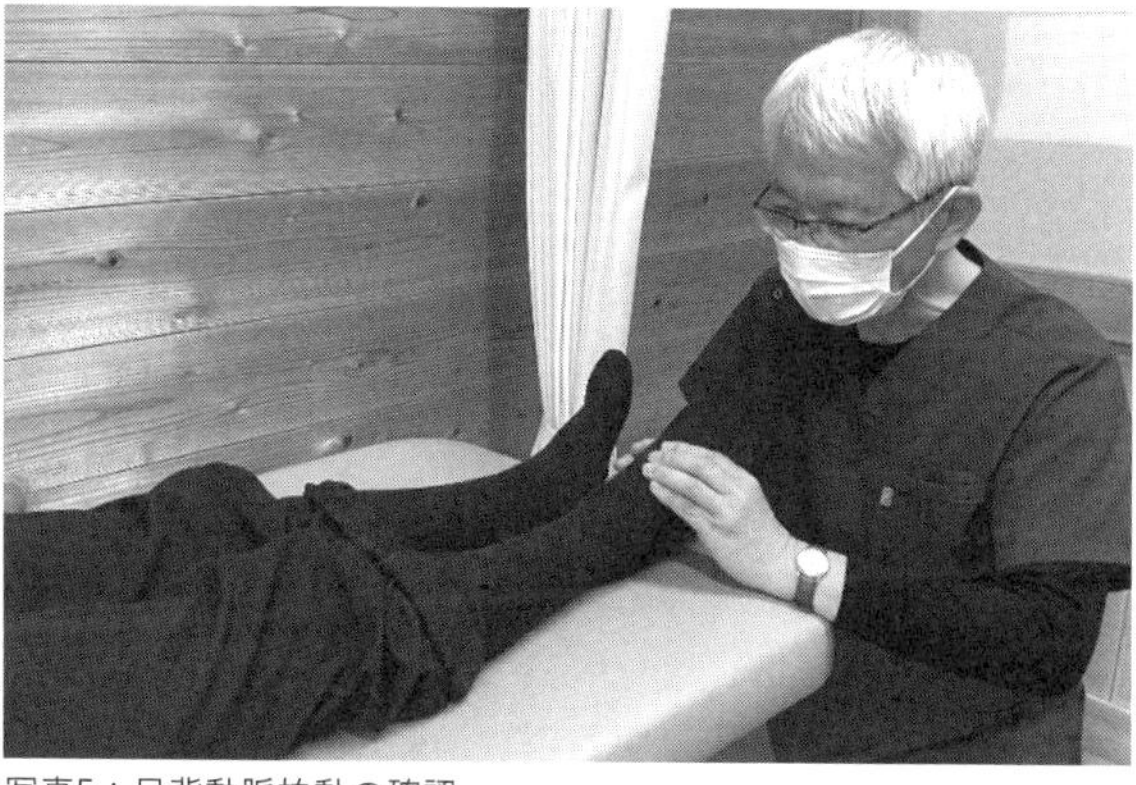

写真5：足背動脈拍動の確認

っています。手際よく行うと、そんなに時間がかかるものではありません。こういった診察を初めての方には行います。2回目以降の方の場合には前述したように、胸部と腹部の視診、聴診（腹部は聴診せず）、触診、時に嗅診《きゅうしん》、足の視診、触診に限定して行っています。この時の診察所要時間は1分ほどです。医師の考え方や診察方法にもよりますが、高血圧に伴う合併症を見逃さないための診察は、それほど長い時間を要するものではないのです。

すべての診察を終えてから私の診断を伝えます。そして、今後どういった治療が考えられ、どれが適切かということも説明し、患者さんの返答を待ちます。最終的に患者さんが希望する方法での診療が開始され、また継続されることになります。初診の方には最後に「ご質問はないですか?」とドアノブ・クエスチョンを尋ねます。

以上のような方法で毎日の診療を続けています。薬をもらってくるだけで「よし」とする高血圧への対応は、ぜひ考え直してほしいと思います。医師の四感（味覚は使いませんので五感ではありません）を使った診察で、見逃されやすい高血圧に伴う9つの合併症が、どのように発見されているかを順次記載していきますのでお読みください。

# 第2章

# 見逃される9つの高血圧の合併症

# 1．大動脈弁膜症

## 大動脈弁膜症とはどんな病気だろう？

大動脈弁膜症には大動脈弁が狭くなる大動脈弁狭窄症と、大動脈弁がきちんと閉まらなくなる大動脈弁閉鎖不全症があります。この二つを併せて大動脈弁膜症と呼んでいます。高血圧診療の中で、最も見逃しが多く、かつ命に関わる重大な合併症が大動脈弁膜症の中の大動脈弁狭窄症です。

まず、大動脈弁がどこにあるのかを説明します。ＣＴ検査などの画像検査では人の体の断面像が映し出されます。人の体を輪切りにした断

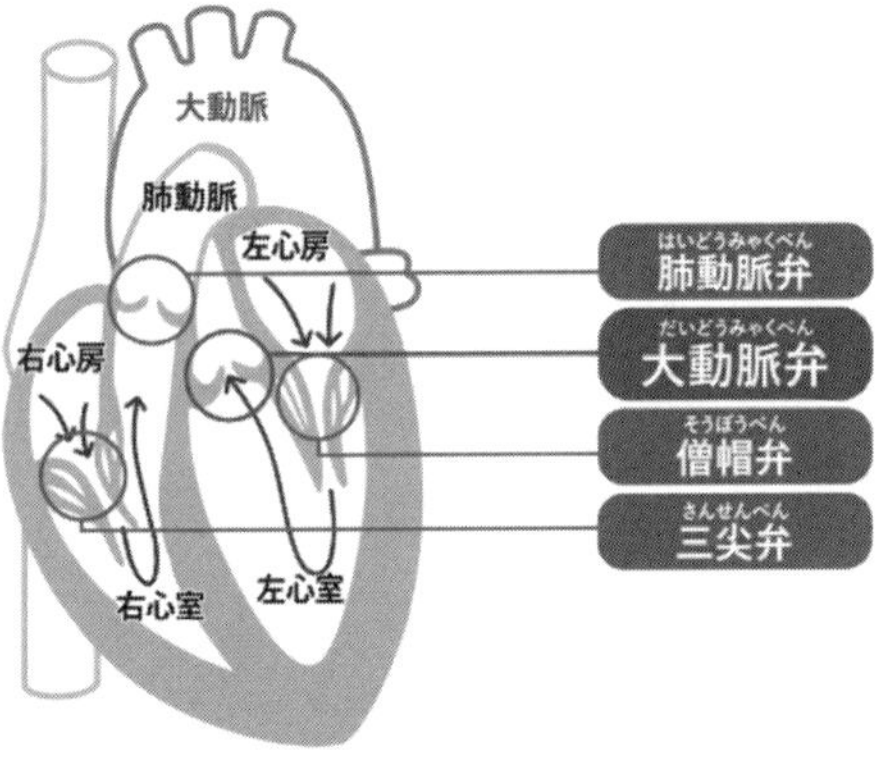


図1：心臓の前額面断面図

面を横断面といいます。また、人の体を正面から日本刀で縦切りにしたような断面を矢状面といいます。その矢状面と直角に交わる断面を前額面といいます。前額面とは人の体を側面から、左右の耳に平行に真上から切り下ろした断面になります。そういった知識で図1をご覧ください。心臓の前額面を示したイラストです。

心臓の中にある４つの弁の位置と心臓内部の位置関係をご確認ください。大動脈弁は左心室の出口にあります。その左心室がギュッと収縮し、血液を全身に送り出すのですが、左心室の出口にある弁が大動脈弁です。大動脈弁において普通は送り出した血液は左心室に戻ってこないので一方向弁と呼んでいます。矢印で血液の流れを示しています。図２に示すように大動脈弁は10円玉くらいの大きさで、半月状をした３つの弁尖《べんせん》で構成されています。

左心室が収縮し、その後に拡張するに伴って３つ

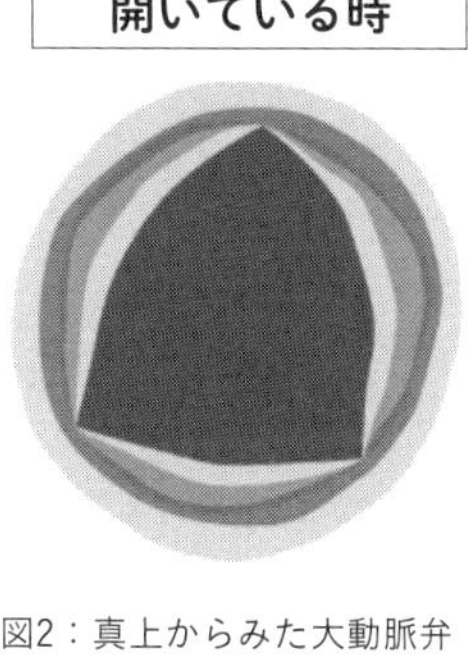


図2：真上からみた大動脈弁

の弁尖が開いたり閉じたりしています。そして、送り出した血液が左心室に逆戻りしないように、左心室が血液を送り出した後は大動脈弁がピタッと締まるようになっています。一方向弁と呼ばれる理由ですね。

しかし、大動脈弁に高血圧症に伴う動脈硬化が発生すると、この3つの弁尖に生じた動脈硬化で弁尖が引っ付いてしまったり、石灰沈着が発生したりして硬くなり、弁の開閉が悪くなることがあります。

さて、大動脈弁の弁尖の開きが悪くなる病気が大動脈弁狭窄症、きちんと閉じることができなくなる病気を大動脈弁閉鎖不全

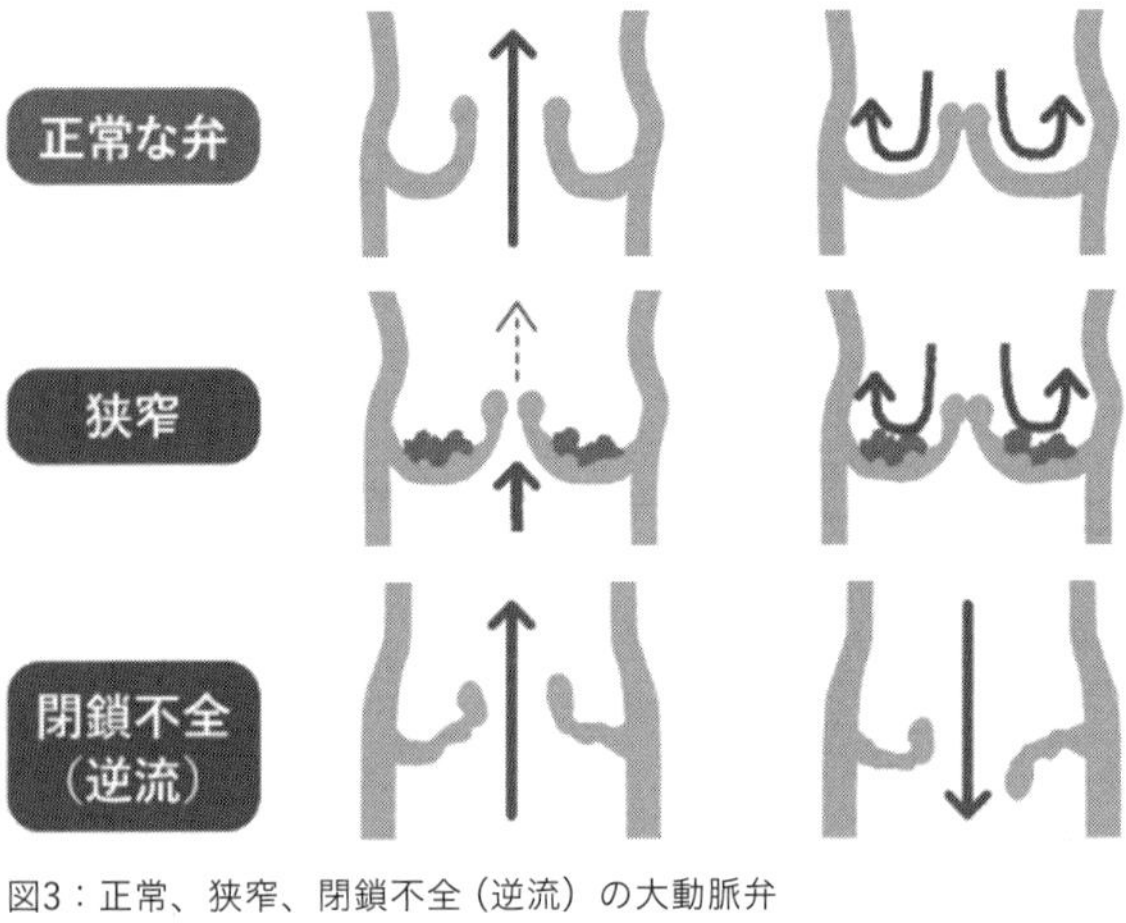

図3：正常、狭窄、閉鎖不全（逆流）の大動脈弁

症と言います。図3に大動脈弁狭窄症と大動脈弁閉鎖不全症の状態をイラストで示しましたが、圧倒的に大動脈弁狭窄症が多く出現しています。しかし、両者が同時に生じることもあります。この両者を併せて大動脈弁膜症と呼んでいます。この病気が進行すると必要な血液を全身に送り出すことができなくなるため、動作をした時に胸の痛みや息苦しさが生じたり、十分な血液を送り出せなくなるため心不全に陥ったりします。また脳に流れる血液も少なくなるため、失神を起こしたりすることもあるのです。

以前はこの大動脈弁狭窄症に対しては図4のように、全身麻酔下で胸の中央を切り開いて、傷んだ大動脈弁を人工弁に取り換える、大動脈弁置換

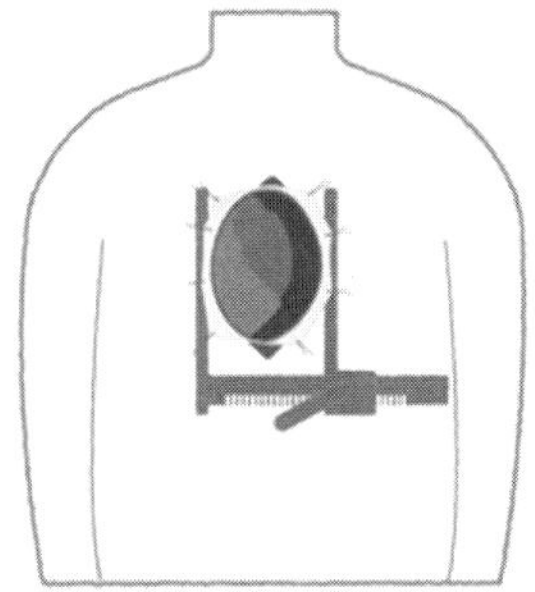

図4：胸の真ん中を開けて行う心臓の手術

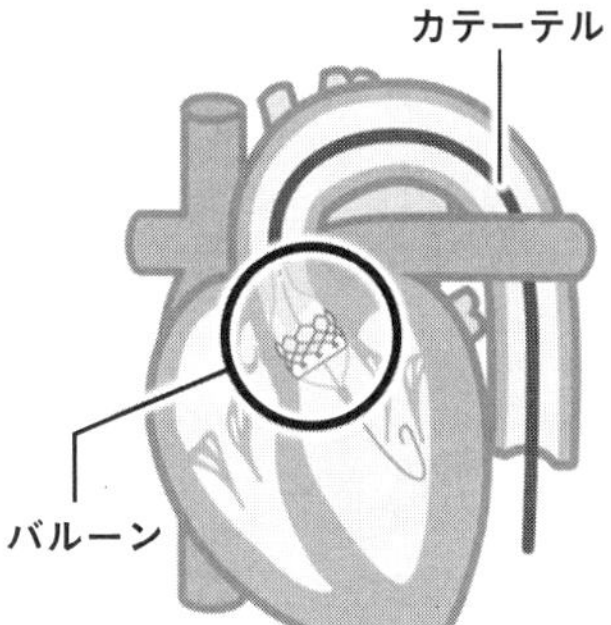


図5：TAVI手術の方法

術しか救命方法はありませんでした。しかし、最近は高齢の方の大動脈弁狭窄症に対して前ページの図5のようなＴＡＶＩ（タビ：経カテーテル大動脈弁留置術：Transcatheter Aortic Valve Implantation）という治療方法が急速に広がっています。これは、カテーテルで狭くなった大動脈弁を広げ、そこに人工の弁を置いてくる治療法です。

いずれの方策を選択するにしろ、高血圧の患者さんを治療中のかかりつけ医は、こういった大動脈弁狭窄症を事前に発見し、発見した場合にはそれが進行しないようにきちんとコントロールしなければなりません。またかかりつけ医は急性期病院の担当医と連携しながら、適切な時期にＴＡＶＩや外科的大動脈弁置換術治療を勧め、心不全や失神で急性期病院に緊急入院することがないようにしなければなりません。しかし、残念ながらこの大動脈弁狭窄症が見逃されていることが非常に多いのが現状です。

それではこの大動脈弁狭窄症を発見するために、もっとも容易で効果的な方法は何かといえば、医師が聴診器で心音を聴くことなのです。図6に大動脈弁狭窄症、また大動脈弁閉鎖不全症の雑音が聴こえる胸の範囲を示しました。大動脈弁狭窄症を見出すためにはかかりつけ医がこの部位できちんと聴診しなければなりません。ただ、医師はこの部位だけの聴診をしているわけではありません。

心臓の中には大動脈弁以外にも僧帽弁、三尖弁、肺動脈弁という３つの弁があり、それらの弁の異常を伴うことがあるため、同時に胸部の広範囲の聴診をしています。ただし、循環器系医師以外ではこの４つの弁の開閉音を聴き分けるということは実際上ほぼ不可能です。循環器系以外の医師から当クリニックに紹介されてくる患者さんに関しても「心雑音がありますのでよろしく」という紹介状の記載が多いです。それはそれでよいと私は思っています。とにかく聴診器で心音を聴き、普通は存在しない心雑音を聴取すれば、循環器系医療機関に紹介すればよいのです。大動脈弁狭窄症を発見するには、かかりつけ医に心臓の聴診をしてもらわなければなりません。

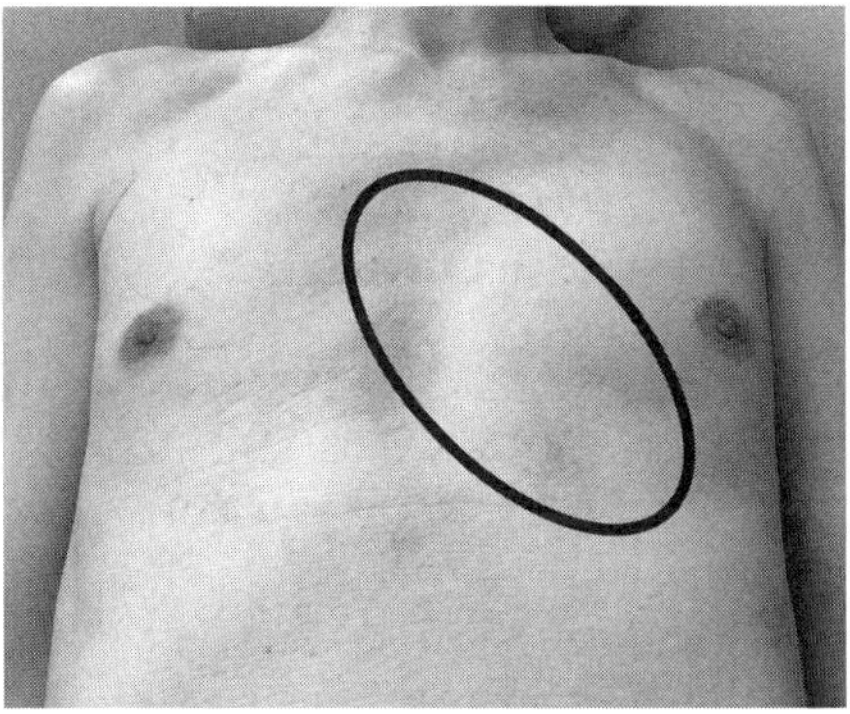

図6：大動脈弁膜症の心雑音が聴こえる胸の部位

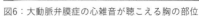

そして、大動脈弁狭窄症を疑ったときには、大動脈弁の状態を評価するために図7のような心臓の超音波検査が必須です。心臓の超音波検査を行うことで、高血圧に伴って左心室や大動脈弁がどのように変化しているのかを観察します。大動脈弁狭窄症の評価では大動脈弁が開いた時の弁の開き口（弁口面積といいます）がどの程度に狭まっているか、また大動脈弁が狭くなっているとその部分を通過する血流が速くなるのですが、その流速がどの程度になっているかの計測を行い、大動脈弁狭窄症の重症度を評価します。

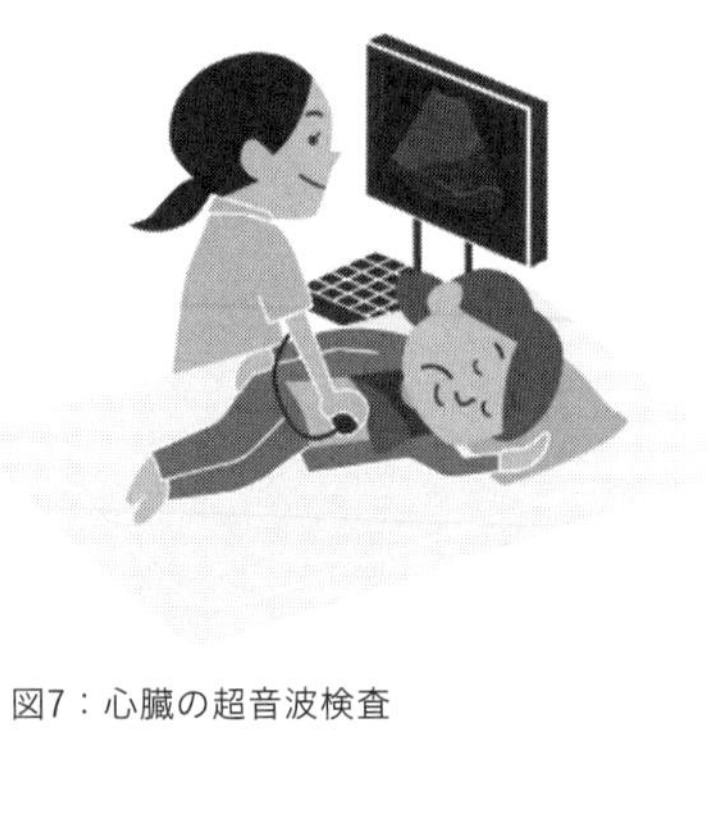

図7：心臓の超音波検査

図8をご覧ください。大動脈弁狭窄症が軽症から中等症、重症、超重症と進んでいく状況をイラストで示しました。こういった状況を心臓超音波検査で評価するのです。

当クリニックを受診した人々の中で、高血圧症の方に大動脈弁狭窄症がどの程度存在したか、その頻度を調査した結果を記します。２００３年9月の開院時から２０２３年

４月末までのほぼ20年間で、高血圧症で受診した患者さんは男性２９６４名、女性３５２２名でした。その方々を聴診した結果、大動脈弁狭窄症を疑って心臓超音波検査を行い、大動脈弁狭窄症を確認した人は男性１６８名、女性４１２名でした。これらすべての方が外科的大動脈弁置換術や前述のＴＡＶＩを受けたわけではありませんが、高血圧男性の５・７％　同女性の11・７％に大動脈弁狭窄症が存在していたのです。高血圧の治療で単に薬をもらうだけで過ごしていると、この大動脈弁狭窄症を見逃してしまう危険性が高いことがわかります。私が診察してきた高血圧の患者さんの中にも初診時には大動脈弁狭窄症を示唆する心雑音が全くなかったのに、数年後に大動脈弁狭窄症の心雑音を確認するということはよくあります。このため、私は毎回の診察時に胸部の心音確認を行い、大動脈弁狭窄症をはじめとして、新たな心雑音が生じ始めてい

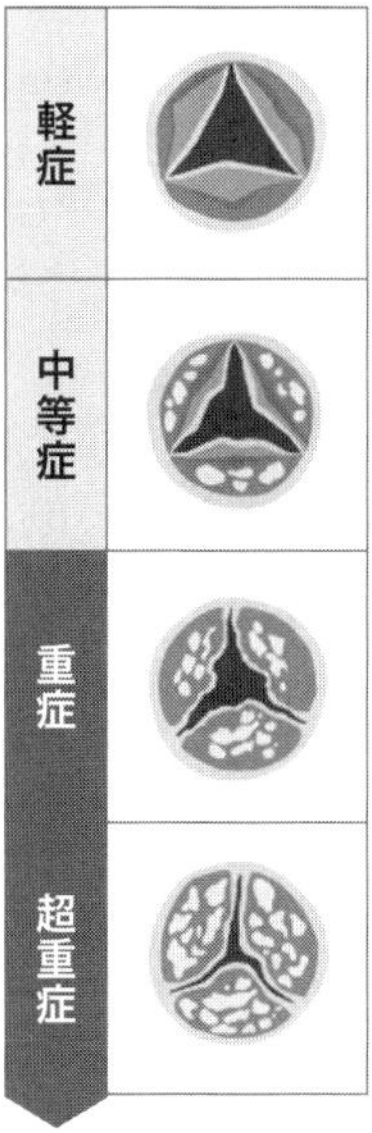

図8：大動脈弁狭窄症の進行過程

ないかどうか、来る日も来る日も確認しているのです。

## 大動脈弁膜症のケース▼その1

60歳頃から高血圧と診断され、かかりつけ医で内服治療を受けていました。70代になり土木作業などで息苦しさと胸が締め付けられる感じを自覚するようになり、安静にすると症状が消失したとのことでした。かかりつけ医に相談したところ、狭心症と診断され、貼り薬が処方されましたが、使用すると血圧が下がって気分が悪くなり、1回使用しただけで中止しています。その後、次第に病状が悪化するとして当クリニックを受診されました。

当クリニックでは第1章で記載したように、救急車で搬送された方以外は看護師が血圧などのバイタルサインを確認し、その後、問診をしてから私に病状報告の連絡がなされます。しかし、この方の時は看護師から病状が重篤そうであるとの連絡があったため、すぐに心電図と胸部レントゲン写真をとって、診察室に誘導するようにと指示しました。

心電図には大きな変化はなかったのですが、胸部レントゲン写真では肺に水が溜まり始めており、聴診すると大動脈弁狭窄症に特有の心雑音を聴取しました。直ちに心臓超音波検査を行うと、大動脈弁の弁口面積が0・4㎠しかありませんでした。正常人の大動脈弁の弁口面積は人種や性別により異なりますが、3㎠程度とされています。大動脈弁狭窄症の重症度は循環器病学会の弁膜症治療のガイドライン2020年改訂版では大動脈弁口面積によって次のように分類されています。「軽症＞1・5㎠　中等症1・0〜1・5㎠　重症＜1・0㎠　超重症＜0・6㎠」

こういった指針によるとこの男性は超重症の大動脈弁狭窄症と分類されることになり、高血圧のコントロール不良によるうっ血性心不全と診断し、診察後直ちに急性期病院に紹介しました。同院では心不全の治療後に精密検査が行われ、重症の大動脈弁狭窄症に加えて、心臓の筋肉を栄養している冠状動脈にも狭い部分が発見され、図4のように胸を切り開き、狭くなった大動脈弁を図9のような人工弁のうちの生体弁に置き換える外科的大動

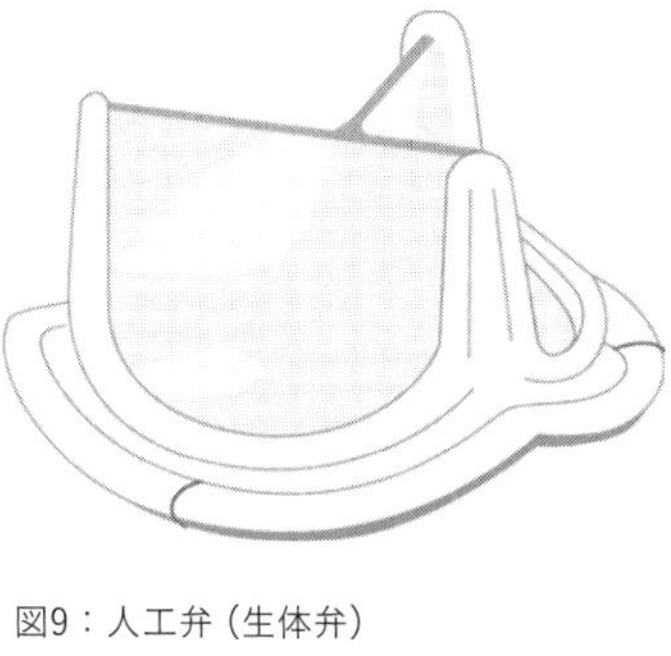
図9：人工弁（生体弁）

脈弁置換術に冠状動脈バイパス術も追加され、無事退院しています。この男性は手術後15年で90歳になりますが、時々農作業もされて元気に暮らしています。

第1章でも書きましたが、医師の世界に「後医は名医」という言葉があります。後に診察した医師ほど確実に診断できるという意味ですが、この男性の大動脈弁狭窄症の心雑音は急に発生したわけではなく、長年この心雑音は聴こえていたはずです。医師が診察時に聴診さえしていればこの大動脈弁狭窄症を発見でき、このようなバタバタとした治療にならずに済んだことでしょう。

この方もかかりつけ医院では一定の診察は受けていたようですが、残念ながら心臓の聴診はされなかったとのことでした。患者側から医師に診察内容のリクエストをするのはなかなか難しいでしょうが、高血圧で医師の診察を受けず、薬だけもらってくることを繰り返していると、この大動脈弁狭窄症を見逃してしまうことになります。十分気をつける必要があります。

それでは高血圧の治療を受けていながら、医師の診察を受けていない人、または聴診をしない医師がかかりつけ医の場合にはどうすればよいのでしょうか？　そのような場合にはかかりつけ医に次のように依頼してみてください。

「先生、私は高血圧で治療を受けていますが、高血圧には大動脈弁膜症が合併してくることがよくあると聞きました。私にはその大動脈弁膜症の兆候はありませんか？　心配しています」、こう伝えて聴診をしてもらうとよいでしょう。そういった患者側からの依頼にまったく耳を貸さない医師であれば転院したほうがよいと思います。なお、聴診して心雑音を聴取しても、かかりつけ医院に心臓の超音波検査装置が無い施設も多いことと思います。そのような場合には心臓の超音波検査ができる医療施設を紹介されることになります。幸い当クリニックには超音波検査装置があり、優秀な臨床検査技師が検査を担当してくれていて助かっています。

## 大動脈弁膜症のケース▼その2

80代半ばで当クリニックを受診した女性がいました。かかりつけ医で高血圧の治療を受けていましたが、足が腫れやすい、脈が乱れると訴えました。心雑音はなく、足の腫れは処方されている降圧薬の副作用によると考えられたため、かかりつけ医で相談するよう勧めました。心電図では経過観察が必要な不整脈が見られたため、かかりつけ医で経過をみてもらうようにと伝えてお帰りいただきました。

初診から9年後の90代前半に再度受診され、かかりつけ医で治療を受けているがやはり足が腫れる、息切れもするし、動悸もあるとのことでした。診察すると大動脈弁狭窄を示唆する心雑音が出現していました。心電図では完全房室ブロックという非常に危険な不整脈を認めました。このため、直ちに急性期病院に紹介して永久ペースメーカー移植を行ってもらいました。

急性期病院の心臓超音波検査では中等度の大動脈弁狭窄症とも診断され、退院後は当クリニックでの経過観察に移行しました。その後は定期的な高血圧診療を続け安定していましたが、心臓超音波検査では大動脈弁狭窄が徐々に悪化してきました。90代後半になって心雑音が強くなり、心臓超音波検査では重度の大動脈弁狭窄症と診断しました。軽い心不全状態にもなったため急性期病院に紹介して心不全治療を行ってもらいました。このときには超高齢のためTAVI（タビ）は勧められず、いったん病状は改善して退院しました。しかし、日常生活で息苦しさが消失しません。認知症もなく自分の将来に関してもきちんとした考えをお持ちの女性でしたので、病状の改善のためにはＴＡＶＩしかないと説明しました。ご家族の中には高齢女性へのＴＡＶＩ治療に反対する意見もあったのですが、この状態を放置したときの危険性やＴＡＶＩの合併症も説明した上で、急性期病院に紹介しました。

90代後半に差し掛かっていましたが、図５、図10のような方法で、幸い非常にきれいにＴＡＶＩ手術が行われました。この文章を書いている時点では白寿目前ですが、お元気に一人で生活されています。どの年齢までこういった治療を行うべきか迷いますが、認知症もなく介護の必要もなく生活できる方であれば、１００歳前後であってもＴＡＶＩの適応はあると思っています。高血圧診療では医師がきちんと聴診を続けることが重要なのです。

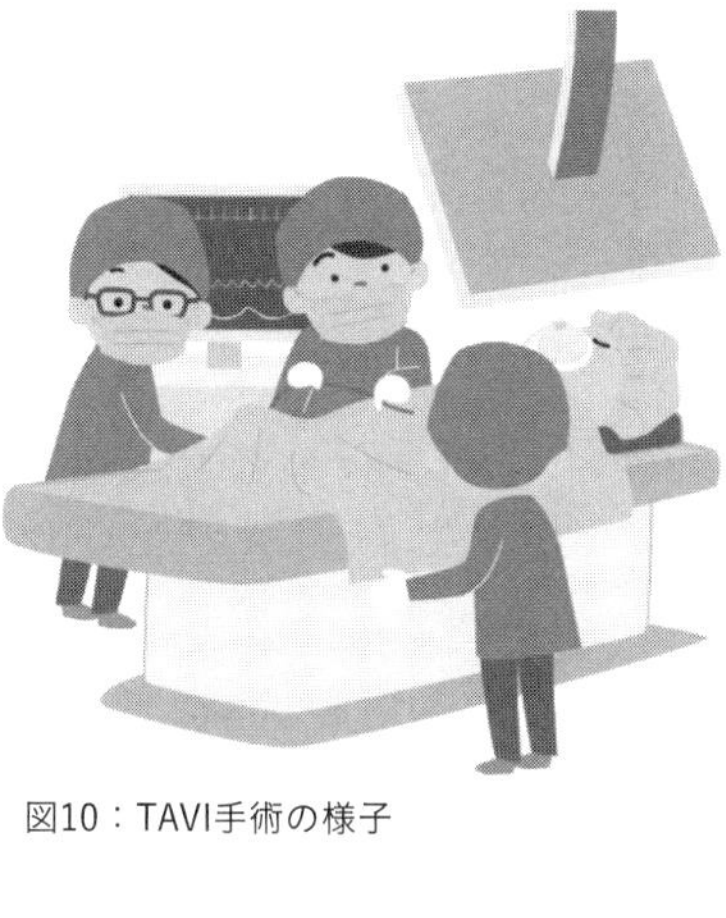

図10：TAVI手術の様子

## 大動脈弁膜症のケース▼その3

80代後半の女性です。65歳から近くの医院で高血圧と診断され、降圧剤が1剤投与され長年服薬を続けていました。それまで家庭血圧を計測する習慣がなかったのですが、試しに自宅で寝る前に血圧を測ってみると140㎜Hg前後でした。強い自覚症状もないため、1カ月前から薬を飲むのを中止してみたところ、血圧は140㎜Hg前後で変わりませんでした。それなら血圧の薬を飲む必要はないのではと、相談のために当クリニックを受診されました。

外来の血圧は152／80㎜Hgで少し高い状態でした。いつものように頭から足先まで診察したのですが、診察台の上に横になってもらい、聴診器で心臓の音を聴くと、強い大動脈弁狭窄音が聴かれました。両足には少し浮腫が認められました。安静時心電図には左心室への強い負担が生じている所見があり、胸部レントゲン写真では心臓の影の拡大が認められました。

強い大動脈弁狭窄症が疑われたため、直ちに急性期病院に紹介しました。急性期病院の心臓超音波検査では大動脈弁の弁口面積が0・63㎠で、大動脈弁を通過する血液の流れる速さが4・1m／s（軽症は2・6〜2・9m／s、中等症は3・0〜3・9m／s、重症は4m／s以上、超重症は5m／s以上）に加速しており、これは重症の大動脈弁狭窄症に該当する状態でした。このため後日TAVI治療を受け、無事退院されました。91歳の現在も自宅で趣味に興じながらお元気に通院されています。

この女性も高血圧症で20年近く自宅近くの医院で治療を受けていたのですが、残念ながら診察されることがなく、重度の大動脈弁狭窄症が見逃されてしまいました。たいした自覚症状がないからといって薬をもらうだけの高血圧診療は非常に危険なことがわかります。お気をつけ下さい。先ほども書きましたが、自分に大動脈弁狭窄症があるかどうか不明の方は、かかりつけ医に対して「高血圧の経過中に大動脈弁膜症が生じることがあると聞いていますが、私にその兆候はあるのでしょうか？」と尋ねてみてください。聴診器で心音を聴いてみて、まったくその雑音が無いと言われたり、心臓の超音波検査をしてその兆候はないといった説明があったりするはずです。聴診も心臓超音波検査もせずに「そんなものはない！」と発言するかかりつけ医であれば、転院を考えたほうがよいです。

## 大動脈弁膜症のケース▼その4

50代後半の男性が受診しました。家庭で血圧を測ってみると150～160㎜Hgもあり、起床時に左肩がだるい症状がありました。このため近くの医院を受診したところ高血圧と診断され、降圧剤が開始されました。薬を開始して起床時の症状は消失しましたが、家庭血圧はまだ140～150㎜Hgと高いため、当クリニックを受診しています。

外来受診時の血圧は左右とも170～180㎜Hgもあり、非常に高い状態でした。身長は171・0㎝、体重は73・3㎏、BMIは25・1でした。いつものように頭から足先まで診察をしていくと、右頸部に血管雑音がありました。心臓の拍動と一緒にゴーという雑音が聴かれました。また、心臓の聴診では典型的な大動脈弁狭窄音が聴かれました。このため心臓超音波検査を施行したところ、大動脈弁での血液の速さは1・91m／sと少し速くなっており、大動脈弁の弁口面積は2種類の計測方法で1・63～1・70㎠であることがわかり、大動脈弁狭窄症の前段階である「大動脈弁硬化」と診断しました。また右頸部の血管雑音は、右頸部の動脈が狭くなっての雑音ではなく、この大動脈弁硬化による心雑音が首の部分に届いていたものでした。大動脈弁硬化から本格的な大動脈弁狭窄症に進行させないため、直ちに降圧剤の調整を行いました。また当院の管理栄養士とも話し合う機会をつくり、食事の調整も行って治療を開始しました。そういった治療で家庭血圧は１２０〜１３０㎜Ｈｇ程度と、きれいにコントロールできました。

大動脈弁硬化があるため、１〜２年間隔で心臓超音波検査を行って経過を見ていきました。血圧は良好にコントロールされ、体重も食事相談を繰り返すことで減少し、非常に良い経過でした。糖尿病もなく、脂質異常症もありませんでした。しかし、心臓超音波検査では残念ながら経年的に大動脈病変が悪化し、大動脈弁狭窄症へと進行しました。70代目前になっての心臓超音波検査では大動脈弁を通過する流速は４・45ｍ／ｓに上昇し、大動脈弁弁口面積は１・15㎠まで狭くなっていました。流速はかなり速いのですが、大動脈弁閉鎖不全症が合併しているため、この流速は少し過大評価となっています。70代目前の計測では、身長は加齢に伴って低下して１６８・８㎝になり、体重は66・４㎏

まで低下、ＢＭＩは23・３とご自身の努力もあって、極めて良好なコントロール状態でした。家庭血圧も１２０〜１３０㎜Ｈｇの範囲で推移しています。現在、農作業をしても特段の自覚症状は何もないのですが、残念ながら近い将来、大動脈弁狭窄は重症化する可能性があり、外科的な大動脈弁置換術やＴＡＶＩなどの、大動脈弁への治療が必要になるでしょう。慎重に診察を続けています。

この男性のような病状の方も、医師の診察を受けなければ重篤な疾患の存在が全くわかりません。高血圧で治療を受けていても、自分には何の症状もないため、極めて健康だと錯覚してしまいます。この方も当クリニックで治療を開始以来、農作業などをしても自覚症状は何もありません。血圧、脂質、体重の管理を行い、大動脈弁狭窄の進行を防ぐよう努めましたが、10年少々の経過で病気は進行してしまいました。動脈硬化の進展は高血圧だけが原因ではなく、脂質異常症や糖尿病、慢性腎臓病、喫煙、多量飲酒などがあり、また加齢や遺伝傾向といった対処できない要因もあります。この男性の経過からも分かるように、何ら自覚症状がないからといって、自分には何も問題がないとしてはなりません。高血圧の患者さんに対しては、全身を観察しながら経過を見ていく必要があるのです。この方にしても、高血圧の治療をはじめとした全身の調整を行っていなければ、大動脈弁狭窄はもっと早く進行したことでしょう。

　また大動脈弁狭窄症をはじめとした心臓弁膜症では感染性心内膜炎といって、心臓の弁に細菌感染が発生することがあります。そのような事態が発生すると、入院して徹底した抗生物質投与が必要となります。それでもコントロールできないときには、感染した弁を外科的に切除し、人工弁に取り換える手術が必要になります。私が心臓血管外科医であったとき、心臓弁膜症に罹患していた20代の女性が他院で出産を契機に感染性心内膜炎を発症してしまいました。内科的に抗生物質を投与しても治療できず、人工弁置換で治療してほしいとの依頼で、私のところに紹介されてきました。20代の女性に人工弁を移植しなければならず、非常に気の毒なケースでした。大動脈弁膜症をはじめとした心臓弁膜症の方には、この感染性心内膜炎発症予防の工夫を伝えなければならないのです。

　この感染性心内膜炎の原因として最も多い感染源は、歯肉炎や歯槽膿漏《しそうのうろう》などの歯周病です。それを避けるために当クリニックでは心臓弁膜症の人には1年に1回は歯科を受診し、口腔内の感染源の確認をしてもらうよう指示しています。また抜歯などの歯科診療を受ける際には、弁膜症への感染予防のために予防的抗生物質を使用する必要があり、治療を行っていただく歯科施設に診療情報提供書を送って、対処を依頼しています。

なお、心雑音に関して注意しなければならないことがあります。大動脈弁狭窄症が進行すればするほど心雑音が強くなると考えがちですが、そうではありません。大動脈弁狭窄症が強くなりすぎると、狭くなった弁を通過する血液量が少なくなって、却って心雑音が弱くなることがあります。ですから、小さい心雑音だからといって軽症の大動脈弁狭窄症とは言えません。大動脈弁狭窄症の心雑音があるなら、一度は心臓超音波検査で確認する必要があります。大動脈弁膜症（大動脈弁狭窄症と大動脈弁閉鎖不全症）では適切な時期に手術治療を行わなければ、胸痛、失神、心不全などが生じ、命を落としてしまうことにもなりかねません。自覚症状が何もないからといって、薬をもらってくるだけの高血圧診療は危険なのです。高血圧の治療を受ける際には、医師の定期的な診察が絶対に、絶対に必要です。

※大動脈弁膜症に関する文中のイラストは、すべてエドワーズライフサイエンス株式会社の作成によるもので、同社の許可をいただき使用しています。

# 2. 腹部大動脈瘤

## 腹部大動脈瘤とはどんな病気だろう？

２０２３年5月に有名なプロレスラーが腹部大動脈瘤で手術を受けたと報じられましたが、腹部大動脈瘤はそれほど一般の方々に知られていません。どうして腹部大動脈の動脈壁が膨らんで、動脈瘤になってしまうのか、昔から調査されてきました。その結果、動脈硬化が原因とされてきたのですが、単に動脈硬化だけで動脈瘤ができるのではないということが分かってきました。動脈硬化に伴って動脈の壁に炎症が発生したり、自己の免疫反応によって動脈壁が破壊されたりすることがあります。こういった機序で動脈壁が再構築され、そのことで動脈壁が広がり動脈瘤になっていくことが分かったのです。このため、腹部大動脈瘤は単なる動脈硬化によるものではなく、最近は変性性腹部大動脈瘤と呼ばれるようになりました。そして、腹部大動脈瘤を発生させる動脈硬化の引き金になるのは次のような因子であるとされています。最も強い因子は喫煙です。続いて高血圧、加齢、家族歴（遺伝）、男性と続きます。腹部大動脈瘤でも高血圧が大きな要因になっており、注意が必要です。

私は元心臓血管外科医で、腹部大動脈瘤手術もたくさん執刀してきました。最近はこの領域でもお腹を切り開いて動脈瘤を切除し、人工血管に取り換える手術よりは、患者さんにとってもっと負担の少ない治療法が増えてきています。腹部大動脈瘤ステントグラフト内挿術（endovascular aneurysm repair；EVAR・写真1）と呼びます。この方法は、カテーテルに人工血管を装着し、そのカテーテルを足の付け根の動脈から動脈瘤の内側に挿入していきます。そしてレントゲン透視で確認しながら、人工血管を腹部大動脈瘤の内側に張り付けるようにして留置する治

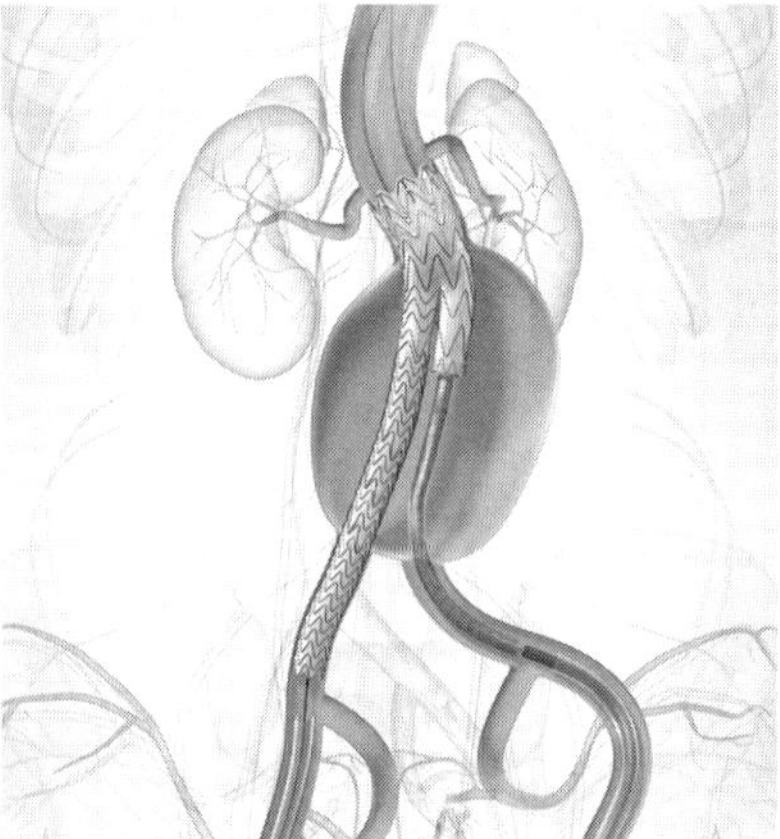

写真1：腹部大動脈瘤ステントグラフト内挿術
（日本ゴア合同会社提供）

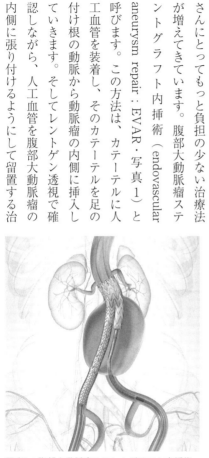

療法です。外科治療、カテーテル治療のいずれの方法でも、予定手術であれば手術で死亡するということはまずありません。

しかし、私が勤務医の時、腹部大動脈瘤破裂疑いで救急搬送された方がいました。直ちに手術室に搬送し、患者さんを載せてきた救急隊のストレッチャーから患者さんを手術台に乗せ換えたのですが、その時に腹部大動脈瘤が一気に破裂し、手術が間に合わなかったことがありました。このように気づかないうちに腹部の動脈瘤が大きくなり、動脈瘤が裂けかけて腹痛が生じ、私の勤務していた急性期病院に搬送されるということがその後もありました。

同様の状況が、当院に通院する女性の夫に発生しました。「夫も先生に診てもらっていたら破裂する前に発見できたのでしょうか？」と尋ねられました。健診で腹部のエコー検査やＣＴ検査を受けていればわかります。しかし、医師が腹部の触診をして、腹部大動脈瘤を発見できるかどうかは、その方の肥満度や体型に大きく影響されます。

## 腹部大動脈瘤を発見するための診察方法

患者さんが診察台の上で横になった時、写真２のようにお腹の高さが胸の高さより低い場合には、医師が患者さんのお腹を両手で探ることで腹部大動脈瘤は確認できます。写真３のようにお腹の高さが胸の高さとほぼ同じでも、なんとか医師の手で確認できます。しかし、64ページの写真４のようにお腹の高さが胸よりも高い場合には、いくら医師が頑張って腹部大動脈瘤を探そうとしても腹部脂肪が多すぎて、腹部大動脈瘤を確認することはできません。

足の静脈瘤以外の患者さんが受診したとき、私は診察のたびごとに患者さんには診察台の上で仰向けになってもらい、胸部、腹部、足の診察をします。

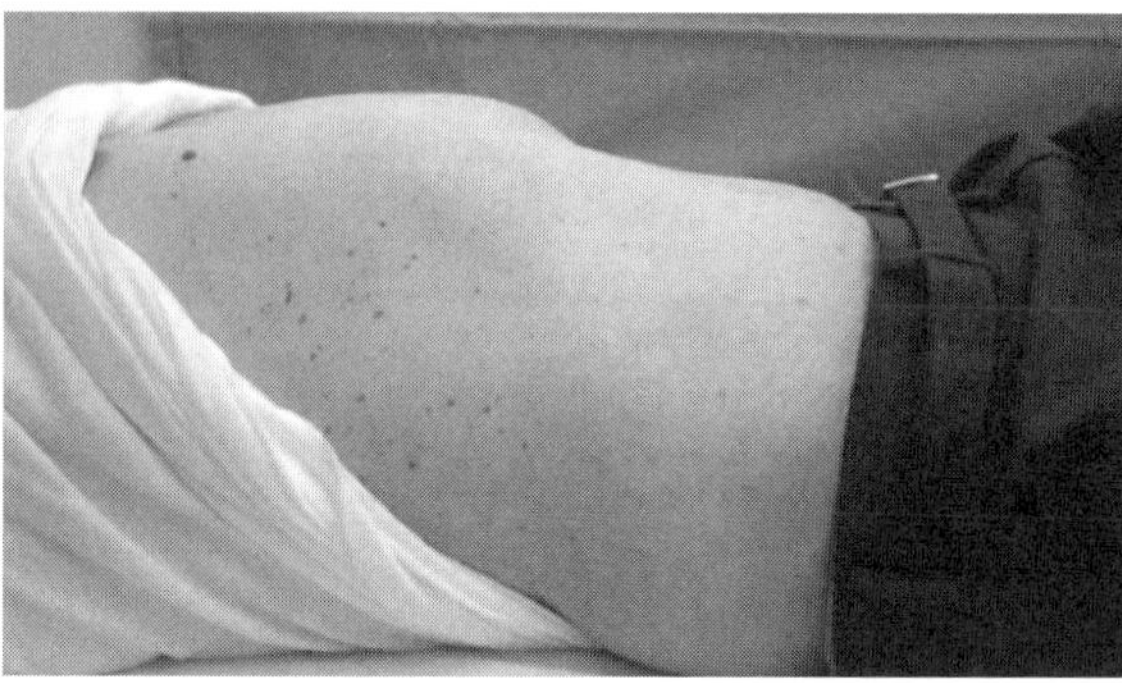
写真2：お腹の高さが胸より低い人

一般的に行われている椅子に座った状態の患者さんを診察し、それでおしまいという診察方法はとりません。高血圧診療では腹部の診察も重要だからです。

腹部の診察では両手を使って肝臓が腫れていないか、腹部の大動脈が拡大していないか、お腹の壁に何か異常がないかなどを、毎回確認しています。来る日も来る日も、腹部の触診を続けています。当初の診察では腹部大動脈瘤を確認できなくても、時が経つと腹部の大動脈瘤に気づくことがあります。しかし、前述のようにお腹が大きい方の場合には触診で発見できません。先日も消化器の病気の精査のため、他の医療施設で腹部ＣＴを撮影したところ、腹部大動脈瘤が発見されたという方がいました。

前述しましたが、毎年健診で腹部エコー検査や腹部

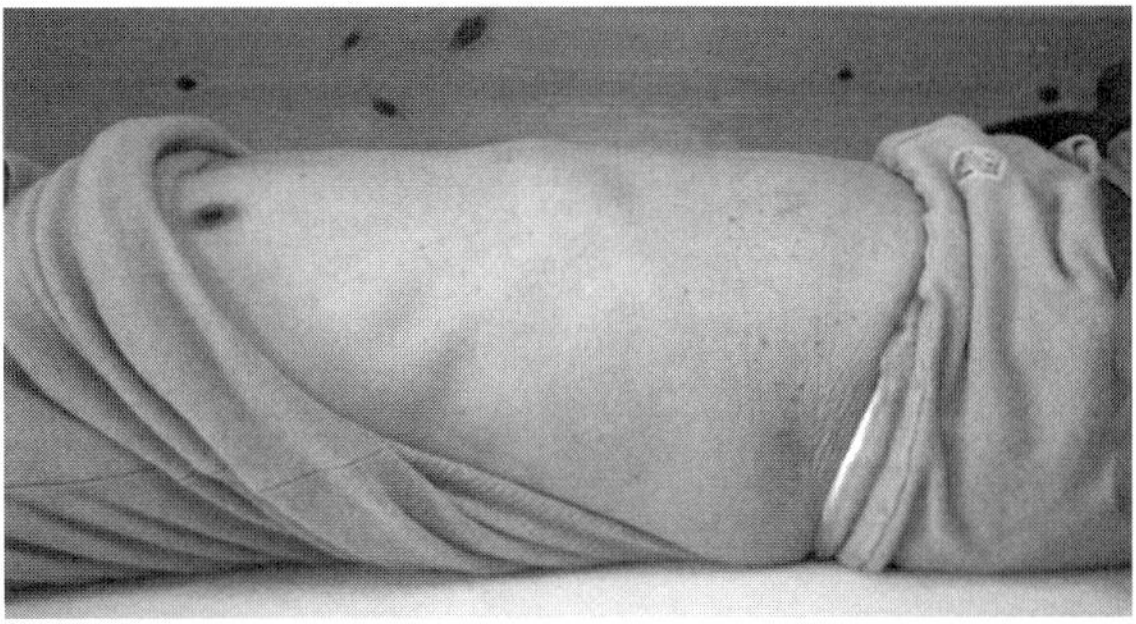

写真3：お腹の高さと胸の高さが同じ人

ＣＴ検査を受けている場合には、腹部大動脈瘤が見逃されることはありません。しかし、高齢になり、そのような健診を受けていない方で、腹部の脂肪が多く、お腹が大きく膨らんでいる場合には、医師の腹部の触診で腹部大動脈瘤を発見することはできません。腹部エコー検査か腹部ＣＴ検査での評価でなければ、腹部大動脈瘤の有無はわかりません。高血圧で治療を受けている人に肥満傾向があれば、医師の触診で腹部大動脈瘤を発見することは困難であり、注意が必要なのです。なお親に腹部大動脈瘤がある場合には、子どもにも約30％の確率で腹部大動脈瘤が発生するという報告もあり、遺伝傾向に気をつけなければなりません。

　また、腹部大動脈の先のほうの動脈を腸骨動脈といいます。図１に示しました。この部分にも動脈瘤が発

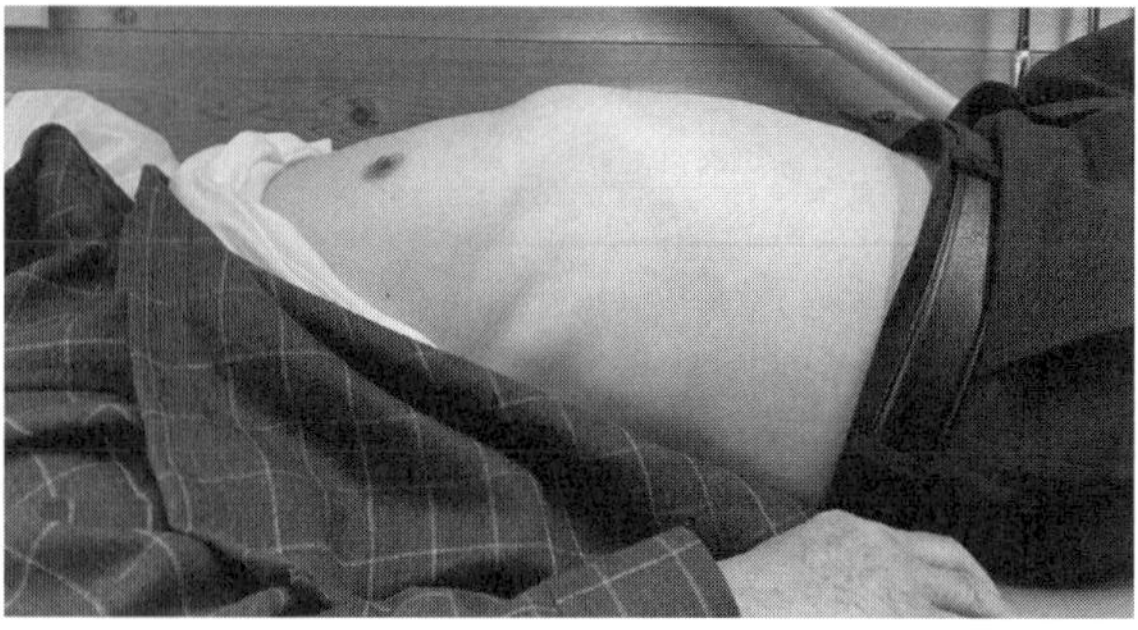

写真4：お腹の高さが胸より高い人

生することがあります。おへそより足先に向かった部分で、いわゆる下腹部と呼ばれている部分に存在する動脈瘤です。この部位も触診で探っているのですが、この腸骨動脈瘤も触診で見つけることがあります。これまでに3名の方の腸骨動脈瘤を触診で発見しています。ただ、大きなお腹の人であれば、触診で腸骨動脈瘤を見出すことは困難です。腸骨動脈瘤に関しては、この章の最後に記載しています。

なお、腹部大動脈の正常径に関して東京女子医大放射線医学教室からの報告があります。男性21名、女性17名の腹部CT検査をしたところ、腹部大動脈瘤が好発する部位の腹部大動脈径は男性19㎜、女性17㎜であったとのことです。腹部エコー検査や腹部CT検査で腹部大動脈の短径（腹部大動脈を輪切りにした画像で

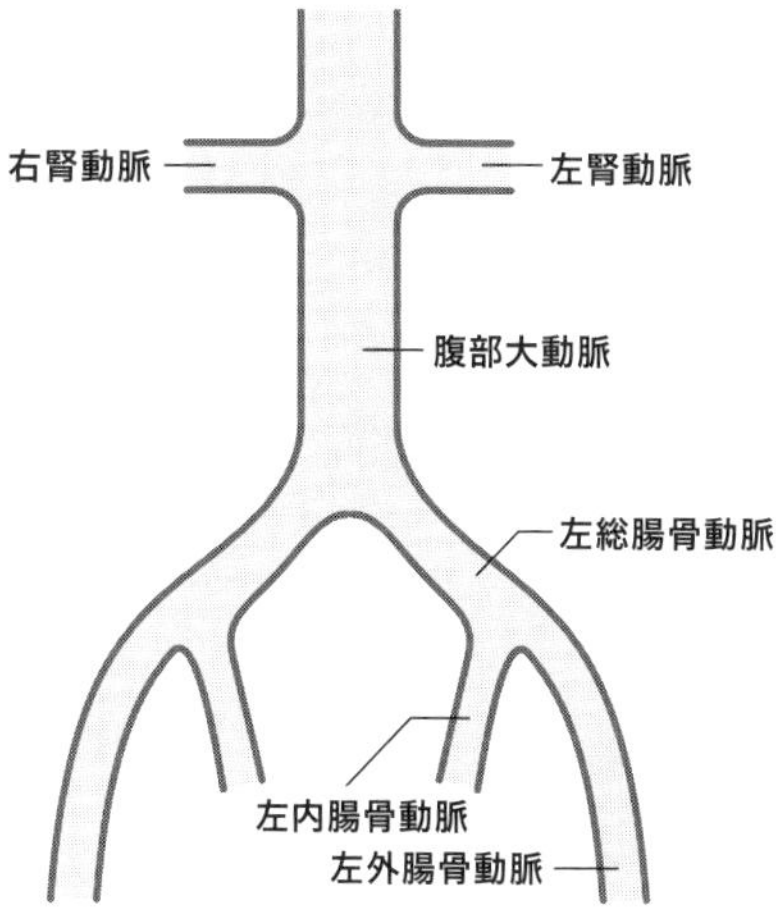


図1：腹部血管の模式図

短いほうの直径を短径と言います）が30㎜を超えると腹部大動脈瘤として扱われます。そして手術になるタイミングに関して、日本循環器学会や日本心臓血管外科学会など4学会の合同ガイドライン（2020年改訂版）では次のように記載されています。

大動脈瘤の短径が男性55㎜、女性50㎜を超えると手術適応とされます。しかし、年齢や体格、性別や大動脈瘤の形態・形状、拡大速度によって、最大短径40～50㎜未満の腹部大動脈瘤への治療も適応とされることがあります。それ以外に嚢状《のうじょう》動脈瘤というコブのように腹部大動脈から飛び出した腹部動脈瘤は破裂の危険性が高く、手術適応になります。また半年間で5㎜以上の短径の拡大がある場合にも手術適応とされています。

## 触診などで明らかになった腹部大動脈瘤の実例

### ①初診の触診で腹部大動脈瘤を発見し、手術が必要だった男性

現在は70代前半の男性です。普段は近所の医院で糖尿病、脂質異常症で治療を受けていました。しかし坂道を上ると心臓が重く息苦しいことがあると訴え、心臓を診てほしいと希望して64歳の時に当クリニックを受診されました。いつものように看護師が問診

し、血圧や脈拍数などのバイタルサインを確認しました。身長は１６６㎝、体重81㎏、ＢＭＩ29・４と肥満体質で、血圧は１５２／72㎜Ｈｇと高く、血圧への評価はかかりつけ医院ではできていませんでした。私が診察する前に看護師から病状に関しての事前連絡があるため、診察前に心電図と胸部レントゲン写真はあらかじめ行っておくよう指示しておきました。ヘビースモーカーでタバコは１日40～50本吸っており、飲酒は機会があれば飲むという方でした。

看護師の問診と検査が終了して、患者さんは私の診察室に入ってこられました。いつものように初めての方は頭から足先まで診察していきます。診察台の上で横になってもらい、聴診から始めましたが、心雑音はありませんでした。呼吸音は喫煙者に特有の粗い音で、呼気の最後のほうまで呼吸音が聞かれました。これも喫煙者に特徴的な呼吸音です。腹部の触診をするとかなりの腹部脂肪がある方でしたが、腹部の中央部分に明らかな動脈拍動が認められました。両手で腹部大動脈の幅を探り、その大きさを確認するのですが、腹部大動脈は通常よりもかなり幅広いことがわかりました。胸部レントゲン写真では特別な異常はありませんでしたが、安静時心電図では虚血性心疾患の存在を示す所見がありました。

私の診断は腹部大動脈瘤疑い、労作性狭心症疑いであり、早急な治療が必要と説明し、直ちに急性期病院に紹介しました。急性期病院の腹部ＣＴ検査では外径50×49㎜の腹部大動脈瘤が存在することがわかりました。また労作性狭心症疑いに関する精査では、冠状動脈に３カ所の有意な狭窄病変も指摘されました。この方の時代にはまだ腹部大動脈瘤ステントグラフト内挿術が普及しておらず、先に開腹しての腹部大動脈瘤の手術を受け、その後冠状動脈狭窄病変に対してカテーテル治療が行われ、冠状動脈の狭い部分もきれいに拡張されて退院しています。

この男性はＢＭＩ29・４でかなりの肥満状態でしたが、大きい腹部大動脈瘤であったため、触診で発見することができました。また、それまでに治療を受けてきたかかりつけ医院では、血圧の評価が十分ではなく、手術後の経過で高血圧が存在することが判明しました。以前から高血圧が存在していたにもかかわらず、高血圧かどうかの評価ができていませんでした。腹部大動脈瘤や虚血性心疾患が見落とされてしまった残念な方でした。

## ②経過中の触診で腹部大動脈瘤を発見するもまだ手術に至らない男性

また、次のような方もいました。60代後半の男性です。2回の急性心筋梗塞症を発症して急性期病院で治療を受け、うまく乗り切ることができていました。その後かかりつけ医院で治療を受けていたのですが、ちょっとした行き違いから医師・患者関係が悪化し、当クリニックを受診することになりました。

初診時の診察では腹部に異常は認められませんでしたが、初診から1年半後の診察で私は腹部大動脈の拡張に気づきました。腹部の中央部分にドクドクした拍動が確認され、その幅を探ってみると少し太くなっているようでした。ちょうど急性期病院で急性心筋梗塞治療後の再検査が予定されていたため、その時に腹部エコー検査で腹部大動脈瘤の有無を確認してもらうようにと伝えておきました。後日心臓のカテーテル検査が終了し、治療した冠状動脈の病変はきれいに出来上がっているとの報告と同時に、直径35㎜×32㎜の腹部大動脈瘤が存在するという連絡がありました。まだ手術適応にはならない小さな動脈瘤でした。以後は当クリニックでの経過観察をとの依頼があったため、腹部の触診を続け、定期的に急性期病院に紹介して腹部大動脈瘤の拡大の程度を確認してもらいます。動脈瘤が破裂する前に治療を行ってもらう予定です。

### ③経過中の触診で腹部大動脈瘤を発見し、手術が必要だった男性

さらに次のような方もいます。70代後半の男性でした。突然右手が動かなくなったとして緊急受診されました。脳梗塞の可能性があり、直ちに急性期病院に紹介したところ、首の動脈に存在したコレステロールの塊が頭に飛んで発生する、アテローム血栓性脳梗塞と診断されました。入院しての治療を受けましたが、発症からの治療が早くできたため、ほとんど後遺症は残らず、無事退院されました。

その後は脳梗塞発症前から存在した高血圧や脳梗塞再発予防のため、当クリニックに通院するようになりました。血圧は高く降圧剤を開始しましたが、管理栄養士との食事相談や日常生活での有酸素運動を交えながら治療を続け、家庭血圧は年齢相応の130㎜Hg台にきれいにコントロールできました。その後も病状は安定していましたが、80代前半の診察時に腹部に拍動する腫瘤を認め、腹部大動脈瘤が疑われました。このような時には両手を使って腹部大動脈瘤の幅を確認するのですが、やはり腹部大動脈瘤は存

在すると診断しました。

急性期病院の動脈瘤専門医に紹介したところ、外径57㎜×49㎜の大きな腹部大動脈瘤が確認されました。年齢からはステントグラフトによる治療が適切でしたが、腹部大動脈の壁の動脈硬化が強く、ステントグラフトがうまくフィットしないと判断され、開腹しての手術になりました。無事退院して、お元気に生活されています。

## ④触診で腹部大動脈瘤を発見し、その後にステントグラフト内挿術を受けた男性

現在90代前半の男性です。82歳の時に当クリニックを受診しています。脳梗塞を発症してかかりつけ医で経過観察されていましたが、家庭血圧が１５０～１６０㎜Ｈｇに上昇しても投薬は開始されず、ふらつきも自覚するようになったため、当クリニックを受診されました。外来受診時の血圧は１５２／92㎜Ｈｇでした。脳梗塞の既往のある方にしては年齢を考えても少し高すぎるため、少量の降圧剤を開始して家庭血圧の推移を確認することにしました。薬剤調整をしながら管理栄養士による食事相談も加えることで、家庭血圧は低下しました。その後、家庭血圧は降圧剤も中止できるレベルまで低下し、年

齢相応の130㎜Hg台にコントロールできました。それ以降も経過は良好でしたが、86歳の時の私の診察で腹部に拍動する腫瘤を認めました。腹部大動脈瘤を疑い、自宅近くの急性期病院に紹介して腹部CT検査での評価を依頼したところ、外径40㎜の腹部大動脈瘤が判明しました。この時点ではまだ手術適応ではありませんでした。その後は、経過観察のために別の急性期病院の動脈瘤専門医に紹介しました。定期的なCT検査を行っていたところ、翌年には腹部大動脈瘤が外径49㎜まで急速に拡大したため、ステントグラフト内挿術が施行され、無事退院されました。91歳の現在もお元気に生活されています。

当初の高い血圧は薬剤開始後に管理栄養士との食事相談なども加え、きれいに低下していました。しかし、その経過中に触診で腹部大動脈瘤が判明し、ステントグラフト内挿術（60ページ、写真1）できれいに治療され、腹部大動脈瘤破裂を防止できました。血圧がコントロールされているといっても、医師の診察を受けなければ致命的な疾患が見逃されてしまう好例だと思います。血圧の数値だけを頼りにして経過をみていてはダメなのです。医師の定期的な診察が必要です。

## ⑤当クリニック通院中であったが、健診で腹部大動脈瘤を発見された男性

78歳の男性です。60歳の時に当クリニックを受診されましたが、それまではかかりつけ医で高血圧、糖尿病の治療を受けていました。しかし、健診で心電図異常が強いと指摘され、当クリニックを受診されました。外来血圧は１４６／90㎜Ｈｇと高く、身長１６５・７㎝、体重82・０㎏、ＢＭＩ29・９と肥満の強い方でした。

いつもの通り、家庭血圧を正しく計測することが大切と伝え、看護師がその方法を具体的に説明しました。またＢＭＩが高すぎるため体重の調整がぜひとも必要と伝え、管理栄養士との定期的な食事相談も開始しました。また、ウォーキングも生活の中に取り入れるよう勧めました。生活歴では１日に40本の喫煙が続いており、それは絶対ダメと伝えて禁煙外来に誘導し、見事禁煙に成功しました。

初診時にはアムロジピン10㎎／日、カルテオロール塩酸塩10㎎／日と非常に多くの降圧剤が処方されていました。糖尿病のレベルはＨｂＡ１ｃ（ＮＧＳＰ）で７・２％、悪玉コレステロール（ＬＤＬ）は１０４㎎／dℓという状態でした。

当クリニックでの治療開始後に全身状態は次第に改善され、家庭血圧は１２０～１３

０㎜Ｈｇ台に、糖尿病もその指標であるＨｂＡ１ｃ（ＮＧＳＰ）は無投薬で７％前後にコントロールできていました。降圧剤も前医の半分ほどに減量できましたが、体重はやはり重い状態が続いてしまいました。なお、健診で指摘された強い心電図異常は高血圧に伴う左室肥大が原因でした。

　体重以外の諸検査の結果は安定した状態で推移していたのですが、78歳時に自治体の健診があり、一度受けてみようと思って近くの医院で腹部エコー検査を受けています。すると外径49㎜×45㎜の大きな腹部大動脈瘤が存在すると指摘され、急性期病院に紹介されました。自覚症状は全くありません。急性期病院では腹部ＣＴでの画像検査を継続して行い、腹部大動脈瘤が手術適応に至る大きさになれば治療

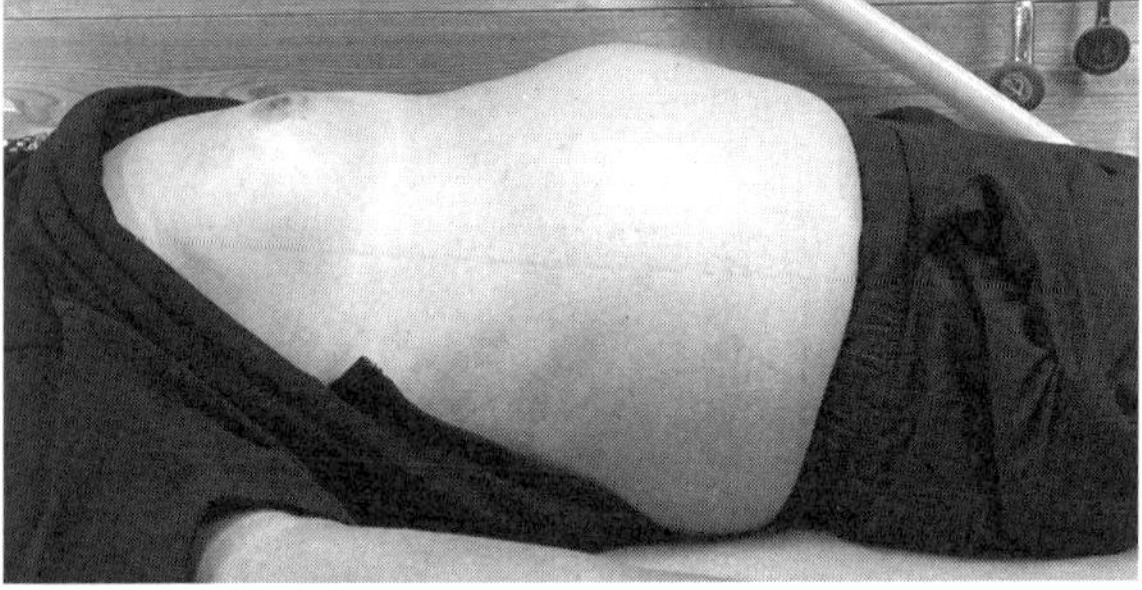

写真5：お腹の高さが胸より高く、触診で腹部大動脈瘤を発見できなかった人

が行われることになっています。この男性の腹部大動脈瘤が発見された時の身長は１６５㎝、体重75・３㎏、ＢＭＩ27・７でした。腹部大動脈瘤判明後に当クリニックを受診された際、診察台で横になってもらったときの腹部の状態を右ページの写真５に示しました。この腹部の状態では私が触診で工夫をしても、腹部大動脈瘤の有無を確認することはできません。たまたま受けた健診で腹部大動脈瘤が発見されましたが、受けていなければ破裂死することになったでしょう。このような方には私が腹部エコー検査を指示すべきだったと反省しました。

## 腹部大動脈瘤を見落とさないための工夫

このような方を経験して、70歳以上の高血圧の方で私の触診によって腹部大動脈の状況を評価できない人の場合には、腹部エコー検査で腹部大動脈瘤の有無を確認するようにしました。ただ、あまりにも腹部脂肪が多く、腹部の膨満が強い人の場合には、腹部エコー検査で腹部大動脈の評価が十分できません。そのような場合には腹部ＣＴ検査を依頼するようにしています。

開業してからほぼ20年になりますが、腹部の触診で腹部大動脈瘤を疑い、急性期病院に紹介して手術を受けた方は6名いました。破裂前に手術をしていただき、全員無事救命できました。また、触診で腹部大動脈瘤を疑って急性期病院に紹介しても、まだ手術には至らず定期的な検査を受けている方もたくさんいます。この20年間で当クリニックを受診した高血圧の患者さん男性2964名、女性3522名のうち私の触診や健診などの画像検査で、腹部大動脈瘤を確認した方は手術前、手術終了後を含めて男性で64名(高血圧の方の2・16%) 女性では19名(高血圧の方の0・54%)でした。このくらいの確率で腹部大動脈瘤は存在しています。破裂する前に発見できれば救命できる確率は100%に近いです。高血圧診療で単に血圧の数値だけをみていると、腹部大動脈瘤の存在を見落とします。高血圧診療ではきちんと医師の診察を受け、腹部大動脈瘤破裂で死んだりすることがないように……と願います。

では、腹部大動脈瘤破裂で死なないためにどうするか。

健診などで腹部エコー検査、腹部ＣＴ検査を受ければ、腹部大動脈瘤の存在は１００％判明します。しかし高齢になり、そのような健診を受けていない方が多数おられます。医師なら腹部内部の解剖学的構造がある程度分かるため、触診で腹部大動脈の位置を確認することはできます。しかし、その大きさを評価するには少し経験が必要で、どの医師でも触診で腹部大動脈瘤を見出すことができるかといえば残念ながらそうではありません。幸い、私は腹部大動脈瘤の手術を含め、開腹手術の経験が多かったため、腹部臓器の位置関係が頭の中にあり、どのように手で探れば腹部大動脈瘤の大きさを評価できるかということはわかります。しかしそういった腹部内臓器分野に経験の少ないかかりつけ医では、触診による腹部大動脈瘤の有無の評価は困難だと思います。

高血圧を治療中の方はかかりつけ医に「私には腹部大動脈瘤がありませんか？」と尋ねてみるとよいでしょう。触診で「それはないよ」といわれたら安心ですが、それはわからないと言われたら腹部エコー検査のために他院への紹介を依頼するとよいでしょう。「はじめに」でも書きましたが、高血圧の治療としてオンライン診療を選択される方が増えていると報道されています。しかし、オンライン診療で腹部大動脈瘤を発見することは絶対できません。医師の直接の診察がどうしても必要なのです。

## 腸骨動脈瘤も触診で発見することがあります

腹部大動脈はおへその高さで左右に分岐し、両側下肢への血流を流すようになりますが、その分岐した部分の動脈を総腸骨動脈と言います。その部分に動脈瘤が生じることがあります。私の診察でこの総腸骨動脈瘤を発見した方が3名います。そのうちの一人の方のケースをお知らせします。

現在90歳になる男性で、お元気です。78歳の時に当クリニックを受診されました。脳梗塞の既往があり、前医で降圧剤が投与されていましたが、血圧の変動が強く、うまくコントロールできないのが悩みでした。いつものように、看護師が家庭血圧の計測方法を説明し、管理栄養士との食事相談も加えました。前医の薬剤が身体に合わなかったようで、その構成を変更して経過をみましたが、数カ月できれいにコントロールできるようになりました。

2年後の診察時に、臍《へそ》から下の下腹部に動脈拍動が触れるようになりました。このため急性期病院に紹介して評価を依頼したところ、右総腸骨動脈は23㎜、左総腸骨動脈が24㎜に拡大していることがわかりました。両側総腸骨動脈瘤と診断されました。ただ、この大きさではまだ手術適応にはならず、１～２年間隔の腹部ＣＴ検査で経過を見ることにしました。初診から10年近くはほとんど腸骨動脈瘤の拡大傾向はありませんでした。しかし、89歳になった時の検査では、左総腸骨動脈瘤は24㎜のままでしたが、右総腸骨動脈瘤は27㎜に拡大していました。このため半年後に再検査し、さらに拡大してくるようなら、カテーテルによるステントグラフト内挿術での治療が予定されています。

この男性も血圧は年齢相応のレベルにきれいにコントロールできており、両側総腸骨動脈瘤に伴う自覚症状は皆無です。欧州血管外科学会のガイドラインでは35㎜を超えてくると治療の適応にあたるとされていますが、日本では体格差も考慮して30㎜を手術適応と考えている施設もあります。高血圧の治療を受けていて、自覚症状がなければ危険なことは何も無いとは絶対言えません。密やかに高血圧の合併症が進行することがあります。医師が診察しなければこのような疾患は見つかりません。

## 3．頸動脈狭窄症

### 頸動脈狭窄症とはどんな病気だろう？

高血圧の合併症の一つに頸動脈狭窄症という病気があります。頸動脈とは首の部分にある動脈で、図1のように心臓から上行大動脈という太い血管が延びています。全身に血液を送り出す太い血管です。その上行大動脈が、胸の上の部分で逆U字状にUターンして下半身に血液を流すようにできていますが、そのU字状の血管を弓部大動脈と言います。その弓部大動脈から頭のほうに向かって3本の動脈が出ています。向

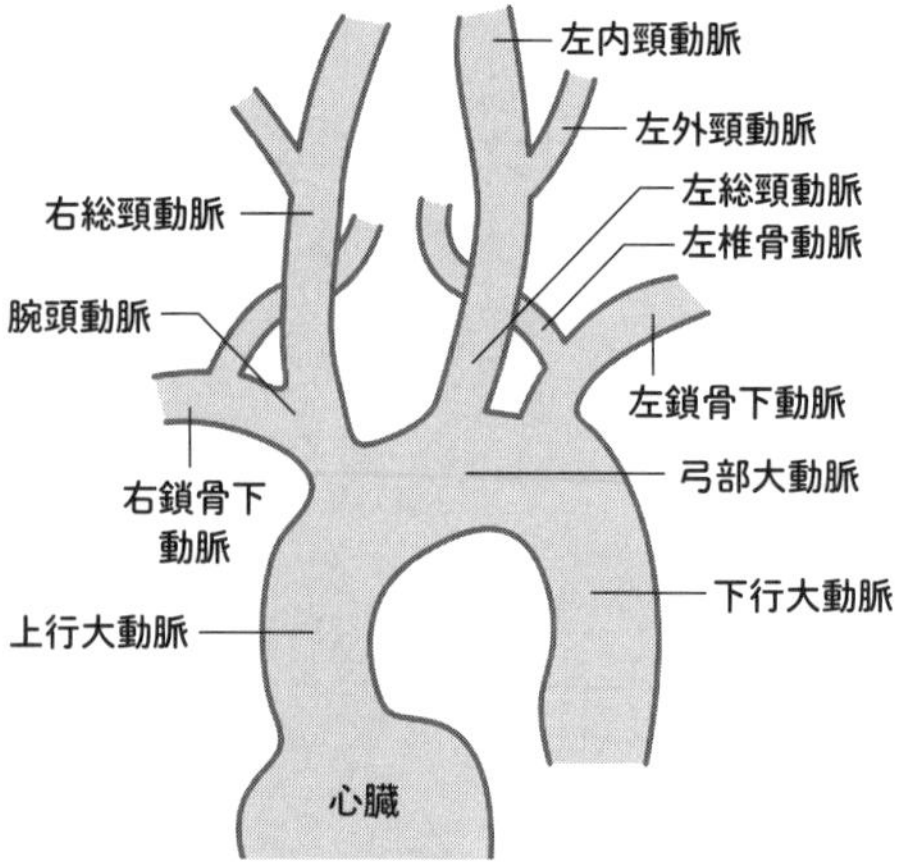


図1

かって一番左側の血管を腕頭動脈と言います。この動脈は右腕に血液を流す右鎖骨下動脈と、右の頭部に血液を流す右総頸動脈に分かれます。弓部大動脈から分かれる真ん中の血管を左総頸動脈といい、この血管が頭の左側に血液を流します。弓部大動脈から分かれるもう1本、向かって右側の血管を左鎖骨下動脈と言い、左腕に血液を流します。弓部大動脈から分岐する左右の総頸動脈が、私たちの頭に血液を流しています。左右の総頸動脈以外に左右の椎骨動脈という動脈も脳に血液を流しているのですが、大きな問題となるのは左右の総頸動脈であり、その部位の病変について説明します。左右の椎骨動脈に伴う病気もあるのですが、今回はその病変は省きます。

## 脳梗塞の原因になる頸動脈狭窄症

さて、この左右の総頸動脈やそれが分岐する内頸動脈に動脈硬化が生じて狭くなったり、詰まったりすると、脳梗塞を誘発することになります。その原因になるのが頸動脈狭窄症です。

脳梗塞には3つの異なる病態があります。心原性脳梗塞、ラクナ梗塞、アテローム血栓性脳梗塞の3つです。心原性脳梗塞は心房細動の項に記載しますが、心臓の内部である左心房内、特に左心耳という左心房から飛び出した部分にできた血栓が剝がれて血流に乗り、脳に飛んでいって発生させる脳梗塞です。左心房にできる血栓は大きいものが多く、心原性脳梗塞を発症してしまうと、非常に広範囲の脳梗塞になってしまうため、極めて危険です。心原性脳梗塞は心房細動の人以外に、心筋梗塞で心筋が損傷し、心室瘤という左心室の一部が動かなくなる病変ができてしまった人にも発生することがあります。心原性脳梗塞を防ぐためにはその原因を探り、徹底した予防策が必要です。

ラクナ梗塞という医学用語は聞きなれないことと思います。ラクナは「楽な」ではありません。ラテン語で「小さなくぼみ」という意味を表す言葉です。脳内の動脈は中枢部分から末梢に向かって次第に細くなるのですが、脳の深い部分に血液を送り届けている直径100~300μm程度の細い血管を「穿通枝《せんつうし》」といいます。この穿通枝が詰まって脳の深い部分に血液が供給されなくなり、脳細胞が壊死してしまうのがラクナ梗塞です。穿通枝が詰まったときに壊死に陥る脳梗塞の範囲は15㎜未満とされています。

ラクナ梗塞の原因として指摘されているのが高血圧です。高血圧が長年続くと前述の穿通枝の末梢で動脈硬化が進行し、ラクナ梗塞が発症しやすくなります。高血圧以外では糖尿病、慢性腎臓病の人の発症率が高いという指摘もあります。また脳ドックの頭部ＭＲＩ検査で「無症候性脳梗塞」と診断される方があります。脳梗塞に伴う症状が全くないことも多く、このように診断されている人でも平気な顔をされています。この無症候性脳梗塞がラクナ梗塞なのです。しかしラクナ梗塞は放置しておくと、さらにラクナ梗塞の範囲が増えることがあります。また、本格的な脳梗塞に移行したり、認知症の危険因子になったりするとの指摘もあり、ラクナ梗塞を指摘された場合には、危険因子対策がぜひとも必要です。

さて、今回の主題になる「アテローム血栓性脳梗塞」について記します。「アテローム」という用語は「粥状硬化《じゅくじょうこうか》」という意味です。簡単に言うと動脈の内側の壁に悪玉コレステロールであるＬＤＬコレステロールなどが侵入し、お粥のようなドロドロした塊である粥腫《じゅくしゅ》が動脈内部に発生する動脈硬化です。動脈硬化の病態にはそれ以外に「中膜硬化」「細動脈硬化」があります。

こういったアテローム（粥状硬化）が、脳に向かう頸動脈や脳内の比較的太い動脈に生じた場合を想像して下さい。動脈内部にアテロームが発生してしまうと、その部位には滑らかな血管内膜が消失しているため、血の塊である血栓ができやすくなります。アテロームが発生した場所に血栓が生じると、その部位で血管が詰まってしまって血流が途絶して脳梗塞に至る場合と、その発生した血栓が剝がれてさらに先のほうに飛んでいって末梢の動脈を閉塞させ、脳梗塞を発生させるという二通りの場合があります。こういった機序で発生する脳梗塞をアテローム血栓性脳梗塞と呼んでいます。

高血圧の方が受診した際にはこれまで書いてきた通り、頭の先から足先まで病変が無いかどうか確認します。初めて受診された方の場合には、診察台に横になってもらった時、左右の頸部に聴診器をあて、血管雑音があるかどうかを確認しています。動脈が狭くなるとその部位を通る血流が速くなるため、聴診器を頸部にあてて聴くと「ゴー、ゴー」という血管雑音を聴取することがあります。そういったときには必ず、頸動脈エコー検査で病変の有無を確認しています。その検査で頸動脈の狭窄を見つけることもあるのですが、血管雑音の原因が、単に頸動脈が曲がっていたりするだけということもあります。大動脈弁膜症の項にも記載しましたが、心臓関連の雑音が首に到達して聴こえることもあります。また、初診時に血管雑音がなくても経過中に頸部の動脈硬化病変が進行してきて、密かに頸動脈が狭くなってしまうこともあります。なお、この頸部の血管雑音が聴取できなくても、頸動脈にコレステロールの塊であるプラークが生じている方は非常に多く、それを見逃してはなりません。そのために行うのが頸動脈エコー検査です。

**①危険因子が多く念のために行った頸動脈エコー検査で、厳しい病変が発見された男性**

以下に示す方は当院で高血圧治療を続けていて、高血圧、糖尿病、脂質異常症は非常にきれいにコントロールできていたのですが、念のために行った頸動脈エコー検査で強い狭窄病変を認めた方でした。

80代の男性です。60歳から近くの医院で高血圧、糖尿病の治療を受けていました。しかし、体重のコントロールができず、生活習慣病の基本的な治療を受けたいと希望して当院を受診されました。身長１６１㎝、体重77・２㎏でＢＭＩが29・８もある方でした。血圧のコントロールはできていたのですが、体重が多すぎるため、当院の管理栄養士と定期的に食事相談を行いました。受診して10年後には体重が71・6kgまで減少し、血圧も120~130㎜Hgでコントロールでき、糖尿病の指標であるHbA1cも6・8%と非常にきれいにコントロールできました。初診時の悪玉コレステロール（LDL）は180㎎／dℓもあったため、スタチンという薬剤を使用してLDLコレステロールも90㎎／dℓ前後にきれいに制御できていました。しかし頸動脈エコー検査は未施行であったため、念のためにと思い施行したところ、非常に強い狭窄病変が左右の頸動脈にありました。

この方の初診時の頸動脈の聴診では血管雑音は聴取していませんでした。頸動脈病変は特に右側が強く、直ちに急性期病院に紹介したところ、このままでは脳梗塞の危険性が高いと診断されました。このため、狭くなった部分にカテーテルでステントを挿入して広げる頸動脈ステント留置術の適応と判断され、手術を受けています。写真1に右内頸動脈の強い狭窄を矢印で示しました。写真2はその狭い部分にステントグラフトが挿入され、きれいに広がっていることがわかります。脳梗塞に至らず、本当に良かったです。

　頸動脈に前述のアテローム（粥状硬化）による頸動脈病変があっても、自覚症状は皆無です。何かの拍子に狭窄部分のプラークや血栓が脳に飛んで脳梗塞を起こしたり、狭窄部分で血栓が生じて詰まったりします。高血圧や脂質異常症がある方は、この頸動脈エコー検査を受け、プラークが生じているかどうか、確認しておくほうが安全です。

　10年ほどの間に高血圧や脂質異常症のある方に、当院で行った頸動脈エコー検査の件数は、男性7

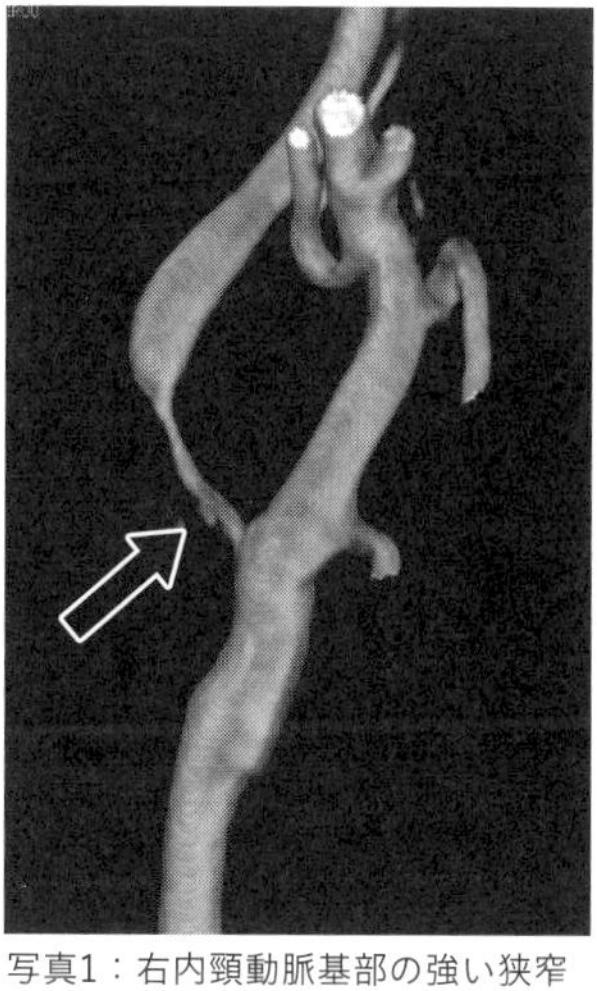
写真1：右内頸動脈基部の強い狭窄

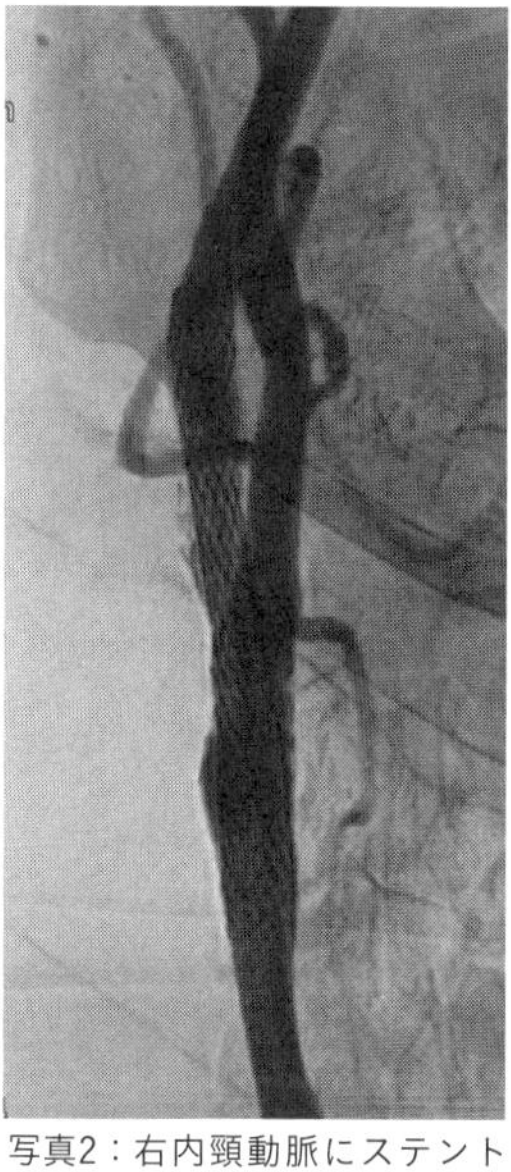
写真2：右内頸動脈にステントが挿入された後、きれいに広がっている（徳島市民病院、脳神経外科　上田博弓先生提供）

25名、女性1179名でした。そのうち、頸動脈にプラークを認めた人は男性で58・2%、女性では45・0%にも上りました。頸動脈のプラークは決して珍しいものではないことが分かります。健診などで頸動脈エコー検査を受けていればよいのですが、健診を受けていない方で高血圧や脂質異常症、糖尿病がある方の場合には、頸動脈エコー検査を受けておかれたほうが安全です。

## ②長年の高血圧治療を受けていながら、頸動脈狭窄をはじめとした多数の動脈硬化性疾患が見逃された女性

かかりつけ医院で高血圧の治療を受けていました。しかし脈拍が遅くなって倦怠感が続くと主治医に訴えたところ、当クリニックに紹介されてきました。

紹介状を読んで現在服用している薬の項目を調べてみると、複数の降圧剤の中に脈拍が遅くなる副作用の薬が処方されていて、脈拍が遅くなるのはその薬の副作用による症状であろうと推測されました。紹介状の返事にはその薬を中止して経過を観察するよう記載することにしました。また、全身の診察をしてみると首の左に強い血管雑音を聴取

しました。心臓の拍動に伴ってザーザーいう音が聴こえたのです。心臓には特段の問題となる心雑音はなかったので、この雑音は心臓由来ではなく、頸動脈狭窄があるのだろうと推測しました。また、腹部の触診をしてみると、拍動する大きな動脈瘤を確認しました。また左の足の付け根では動脈の拍動は確認できたのですが、左膝の後ろでは膝の動脈の拍動は確認できませんでした。さらに足先に向かって左足部の２カ所で動脈の拍動部分を確認したところ、その部分でも動脈拍動は確認できませんでした。これは左大腿部の血管が詰まっていることを意味します。頸部、腹部、足と全身にわたる広範囲の血管性の病変があると判断したため、かかりつけ医にはその旨を連絡し、私のほうから急性期病院に紹介しました。

精密検査の結果では、首の左の動脈が狭くなった左内頸動脈狭窄症、腹部大動脈瘤、左足の動脈が閉塞した左浅大腿動脈閉塞症、さらには心臓の筋肉を栄養している３本の冠状動脈にも強い狭窄病変が指摘され、順番にそれぞれの部位の手術治療を受けて退院されました。

この女性の訴えは、脈拍が遅い、倦怠感があるというだけでしたが、高血圧の動脈硬化病変は密やかに、このように全身に広がっていることがあります。そして、特別な医療器具を使わなくても、医師の触診、聴診でこういった疾患を発見することができるのです。薬を貰うだけの高血圧治療は危険だということが、おわかりいただけたでしょうか?

退院後はかかりつけ医院に戻ったため、その後の経過は不明です。かかりつけ医院の医師は内科医ではなく他科の専門医でした。しかし、その医院の看板には診療科として内科の表示もあったのですが、全身を評価する内科的な診療は、残念ながら行われなかったものと思います。高血圧診療では常に全身の評価が必要なのです。

# 4. 下肢閉塞性動脈硬化症

## 下肢閉塞性動脈硬化症とはどんな病気だろう？

下肢閉塞性動脈硬化症という病気がありますが、あまり聞きなれない病名だと思います。循環器系の病気なのですが、脳梗塞や心筋梗塞などと比較すると、ほとんど知られていません。以前は単に閉塞性動脈硬化症という病名が使われていましたが、漠然とした命名であり、体のどこの病気か分かりません。病気の状態をより明確にするために「下肢閉塞性動脈硬化症」という病名を使用したほうがよいです。それでも「分かりにくい」という方がおられるでしょう。簡単に言うと、腹部から足先にかけての動脈が動脈硬化によって狭くなったり、詰まったりする病気です。その結果、足への血流が悪くなり、歩いた時に足がだるい、痛いといった症状が生じます。最悪の場合にはじっとしていても足の痛みが生じたり、血流不足のために足の筋肉が腐って切断が必要になったりすることがあります。

どういった人がこの病気になるかといえば、動脈硬化の危険因子を持った人が当てはまります。具体例を挙げると以下のようになります。高齢男性、タバコを吸う人、高血圧、糖尿病、脂質異常症、脳卒中や虚血性心疾患に罹患した人、腎機能低下の人や血液透析中の人に発生しやすいことが分かっています。脳卒中や虚血性心疾患になった人、腎機能が低下した人や血液透析中の人の場合には、動脈硬化の危険因子を複数持っている人が多く、より高い頻度でこの「下肢閉塞性動脈硬化症」が発生しやすくなります。

遠い昔、もうお亡くなりになりましたが歌手の村田英雄さんがこの病気で両足の切断が必要になり、車椅子生活になりました。「足がなくても歌は歌える」と発言されていたことを私は鮮明に覚えています。

### ①下肢閉塞性動脈硬化症に罹患し、手術治療が必要だった男性

79歳の男性です。狭心症に対してカテーテル治療を受け、高血圧だけではなく、糖尿病、脂質異常症もあって59歳の時から当クリニックに通院していました。狭心症の治療後ですが農作業も積極的に行い、胸部症状は全くなく極めてお元気な方でした。しかし、

長年の喫煙歴があり、何度か禁煙外来で禁煙に挑戦したのですが、成功しませんでした。

77歳の診察時、右足が痛くなり、整形外科に通っても全く痛みが取れないと訴えました。足の動脈拍動を確認してみると、右足の付け根の右大腿動脈の拍動が触れません。腹部の大動脈は図１のように、おへその位置で左右に分かれ、右足、左足に血液を流すようになっています。腹部の大動脈が分岐した動脈、それぞれ左右の総腸骨動脈と命名されています。この男性は腹部で右の腸骨動脈が閉塞した可能性があり、直ちに急性期病院に紹介しました。

精密検査の結果、右総腸骨動脈がほぼ閉塞しており、このままでは右下肢切断になると説明されました。しかし手術が怖いと感じ、手術は希望しないと拒否して帰っ

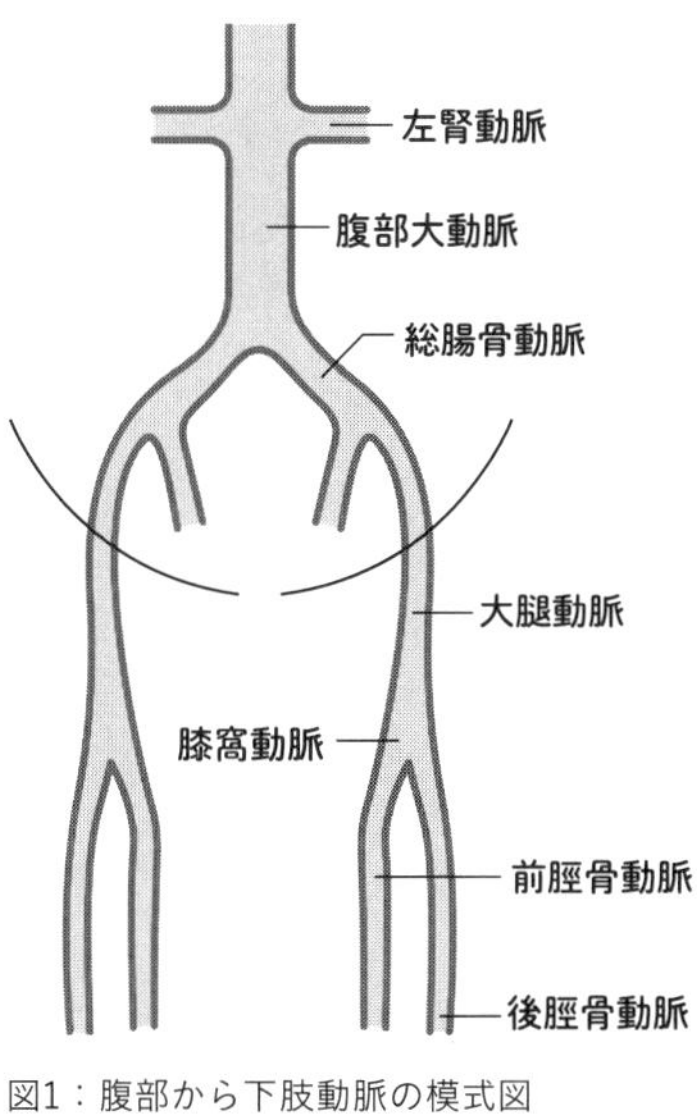


図1：腹部から下肢動脈の模式図

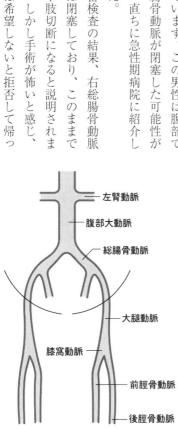

てきてしまいました。外来での通院治療を再開しましたが、やはり痛みをコントロールできず歩行にも障害があり、このままでは右足を失うことになると強く説得したところ手術に同意し、急性期病院で手術を受けました。このような病態では通常はカテーテルで狭くなった動脈を広げ、ステントという医療器具をその部位に留置して血流を再開させることで治療できます。しかし、男性の血管の動脈硬化が非常に強く、カテーテル治療では十分に対応できないと判断され、開腹して人工血管で置換する手術が行われました。幸いきれいに手術ができ、元の生活に戻って農作業も再開しています。しかし残念ながら依然として喫煙を続けており、他の部位の血管閉塞が危惧される状態です。

なお、この方も70歳前半のときに、私の診察で下肢の動脈拍動には異常はないと確認していました。しかし、新型コロナウイルス感染が広がったため私の診察内容を簡略化する必要が生じ、２０２０年前半から3年間は足の動脈拍動確認を省いていました。その期間にも両側下肢動脈拍動の確認を行う診察を行っていれば、もっと早い時期に手術を勧めることができただろうと反省しました。

「私の診察方法」の項目で記載しましたが、70歳以上の方の診察ではその誕生日月前後の受診日に、足の血流が維持できているかどうかを診察時に確認しています。受診した日がその方の誕生日月前後かどうかは、私が診察時に確認する時間的余裕がありません。そのため、問診した看護師が「本日は誕生日月前後」ということを私に知らせるため、写真1のような「Happy Birthday」クリップを患者さんのファイルに付けてくれます。診察室の看護師はそのメッセージに気づくと、写真2のように診察時にそのクリップを患者さんの枕元に置きます。診察を始めるとそのクリップはどうしても私の目に入るため、「今日の診察は足の動脈拍動確認が必要」と認識し、両足先の動脈拍動を確認しています。

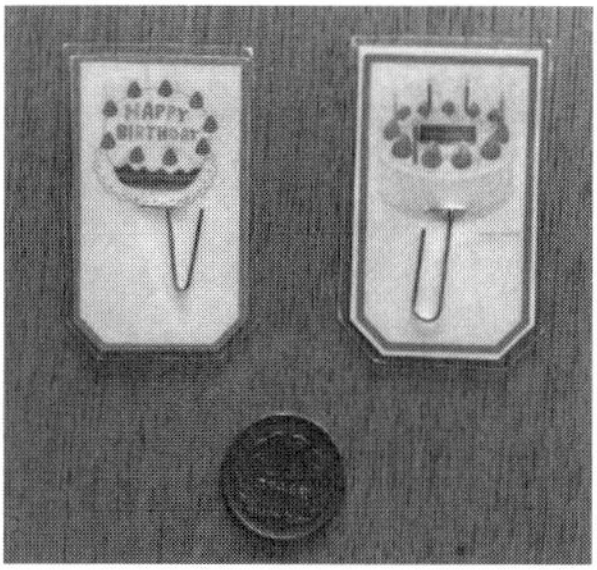

写真1：誕生日前後を知らせるメッセージカード

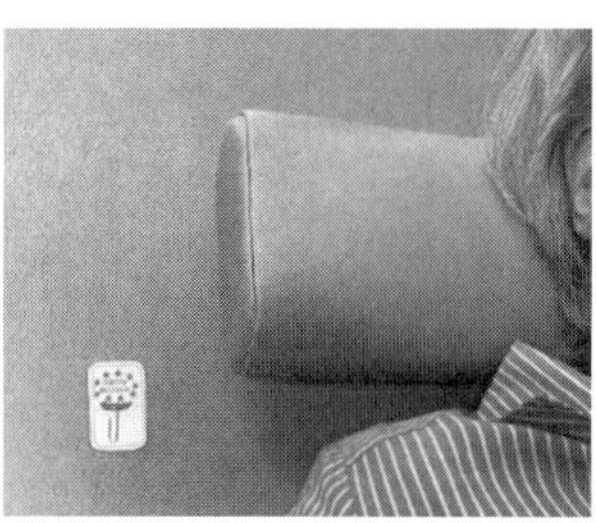
写真2：患者さんの枕元に置かれたメッセージカード

足の付け根から足先までの動脈は97ページの図2のようになっていて、足先の動脈拍

動の確認は次のようにしています。足の甲で第1趾と第2趾との間に足背動脈という動脈が走っています。写真3に実際の位置を示しました。この動脈拍動が確認できれば、足先まで血液は十分流れているということがわかります。ただ、時に足背動脈拍動が触れない方もあり、そのような時には足の内くるぶしの背中側を走っている後脛骨動脈の拍動を確認します。写真4の位置に確認できます。どちらかの動脈拍動の確認ができれば、問題はありません。その両者の拍動が触れないときには膝の後ろの膝《しつ》窩《か》動脈拍動を確認します。この部位の動脈拍動が確認できれば、足の部分の動脈拍動が触れなくても実際上

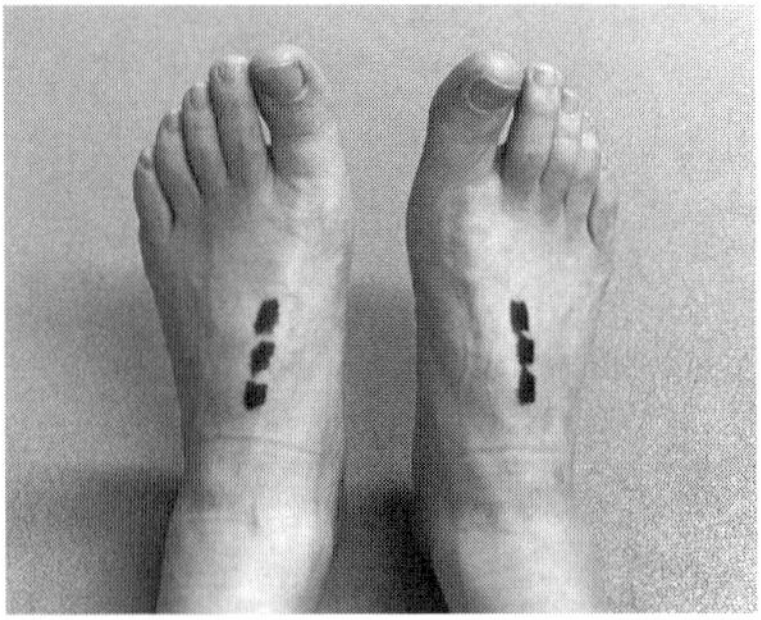
写真3：足背動脈の位置

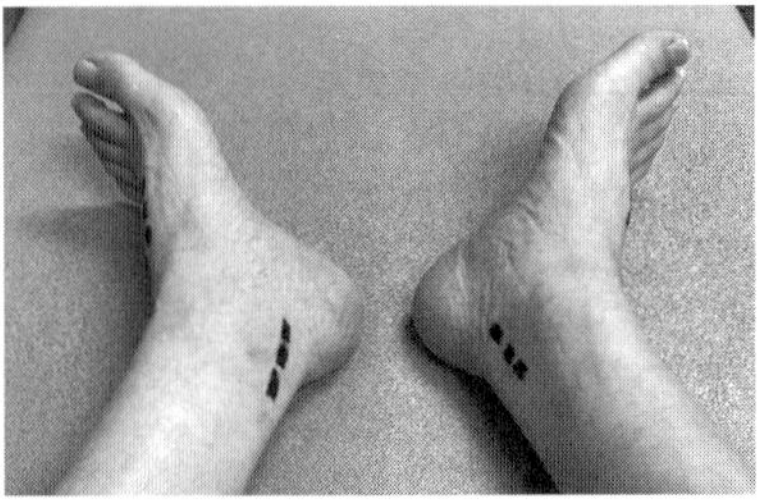
写真4：後脛骨動脈の位置

は大きな問題になりません。ただ、この膝窩動脈拍動も触れないときには、さらに中枢側の足の付け根の動脈拍動を確認します。足の付け根の動脈を大腿動脈と言います。この動脈拍動が触れても、膝窩動脈を含めてそれより先の動脈拍動が触れないときには、歩いた時に足がだるい、足が冷えるといった症状が生じることがあり、精密検査が必要です。時には大腿動脈拍動も触れないということがあり、そのような時には早急な治療が必要になります。

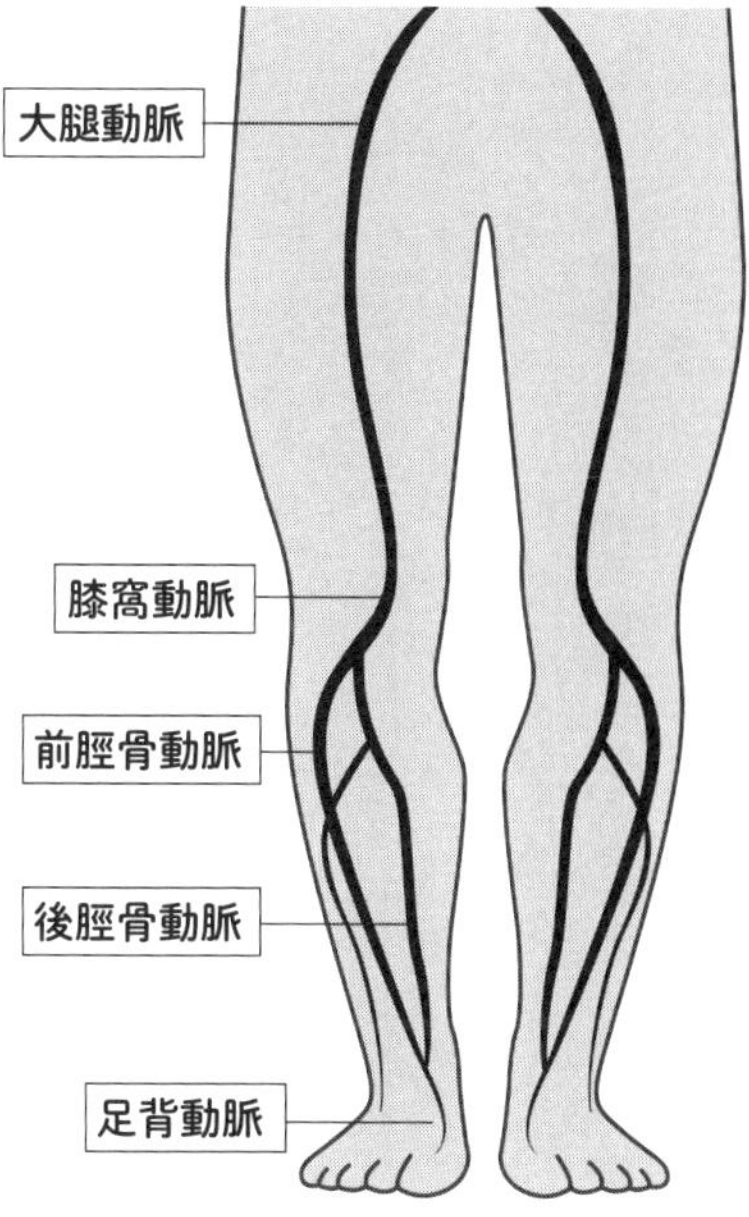

図2：下肢動脈の模式図

## ②下肢閉塞性動脈疾患を症状出現前に発見できた女性

昭和12（1937）年生まれの女性です。70代半ばで当クリニックを受診されましたが、高血圧のコントロールがうまくできないのが悩みでした。薬剤調整、管理栄養士との食事相談、ウォーキングによる有酸素運動を勧め、一定の薬剤で家庭血圧は130㎜Hg前後と、きれいにコントロールできました。

80歳になった時、誕生月の診察時に足の動脈拍動を確認しました。左足は足先まで動脈拍動の確認ができたのですが、右足は膝の動脈拍動から足先まで動脈拍動を触れることができませんでした。自覚症状は一切なかったのですが、次回受診時に足の血流を計測する検査を予定しました。その結果、左足は正常でしたが、右足の血流低下が明らかになりました。ただ、日常生活には何ら異常はなく、歩いて近くのスーパーなどに行く買い物も問題なくできていました。もう少し詳しい検査を急性期病院で行うようにと勧めていたのですが、新型コロナウイルス感染症真っ只中の時期のため希望されず、そのまま経過をみていました。

たまたま、別の病気で急性期病院に搬送され、その時の担当医が足の動脈拍動が触れないことに気づき、血管造影をしてその結果を連絡してくれました。予想通り、右浅大腿動脈という右太ももの動脈が閉塞していたのですが、閉塞した血管周囲に末梢の血流不足を補う側副血行という細い血管が多数できていて、日常生活には問題はないことがわかりました。このため、自覚症状が生じるようなら手術治療をと説明し、90歳近い現在もお元気に生活されています。定期的な診察で「下肢閉塞性動脈硬化症」を事前に確認し、将来の危険性を考慮しながら経過を見ることができている一例でした。

### ③下肢閉塞性動脈硬化症に罹患し、手術が必要だった女性

78歳の女性です。65歳の時に当クリニックを受診されました。高血圧、糖尿病、脂質異常症があり他院に通院していたのですが、うまくコントロールができないのが悩みでした。その解決策としてかかりつけ医院で処方されていた薬を中止し、友人に勧められた30種類以上のサプリメント、漢方薬、健康食品を服用していました。内容を確認しましたが本人の病状改善には何ら意味がないと判断し、すべて中止するよう指示しました。外来血圧は１５２／88㎜Ｈｇと高く、持参した家庭血圧測定結果は２００㎜Ｈｇ前後、

外来で検査した糖尿病の指標であるＨｂＡ１ｃは10・３％と極めて高い状態でした。このため直ちに以前服用していた糖尿病薬を開始し、看護師が家庭血圧の正しい計測方法を説明して治療を開始しました。後日判明した悪玉コレステロール（ＬＤＬ）の値は１８３㎎／dℓでこれも極めて高く、薬剤を開始しました。

いつものように管理栄養士との面談を繰り返し、降圧剤の調整も行い、家庭血圧は年齢相応の１２０〜１３０㎜Ｈｇ台に落ち着き、糖尿病の指標であるＨｂＡ１ｃも初診後１年には６・２％に落ち着いてきました。しかし経過中に糖尿病状態が悪化することもあり、急性期病院の糖尿病専門外来に診療を依頼することが２回ありました。また、頸動脈にコレステロールの塊であるプラークも確認され、危険因子のコントロールをさらに強化していきました。77歳の時に交通事故に遭い運動ができなくなり、再び糖尿病が悪化してしまいました。このため、再び急性期病院に診療を依頼する必要がありました。退院後、当クリニックを再受診した際に「数カ月前から歩きにくい」と訴えました。診察時に両側下肢の動脈拍動を確認したところ、右足の付け根の大腿動脈拍動は確認できず、左足の付け根の大腿動脈拍動は微かに触れるもののかなり弱い状態でした。このため、直ちに急性期病院に紹介しました。

精密検査の結果、腹部大動脈が腎動脈を分岐した後でほぼ閉塞していることが分かりました。治療方法として、病変部分が石灰化で硬すぎ、カテーテルで狭い部分を広げる治療の適応にはないと判断されました。このため、腹部を開けて人工血管に置換する手術が行われ、無事退院しています。

この女性も初診時には両足の末梢動脈拍動は確認し問題はなかったのですが、コロナ禍となり診察時間を短くせざるを得ず、70歳を超えてからの足の動脈拍動の確認ができていませんでした。早期に発見できていれば、ここまでの大掛かりな手術にはならなかっただろうと反省しました。

## 下肢閉塞性動脈硬化症を見逃さない方法

この疾患に罹患した3名の方を紹介しました。当クリニックに通院した人の中で、どのくらいの頻度でこの疾患が発生したかを調べました。開院時の２００３年9月から２０２３年４月末までのほぼ20年間で、この疾患を発見して診断したのは男性１７２名、女性106名でした。その期間に当クリニックを受診した男性は5970名、女性が8029名でした。単純計算すると男性の2・9％、女性の1・3％の方に下肢閉塞性動脈硬化症が存在したことになります。受診した方の中には呼吸器疾患や消化器疾患、下肢静脈疾患など、生活習慣病以外の患者さんも含まれているため、高血圧の方の何％に下肢閉塞性動脈硬化症が発生したかという正確な頻度は不明です。しかし、下肢閉塞性動脈硬化症を発症した人には高血圧を合併していた人が多いというのが私の印象です。

日本でこの下肢閉塞性動脈硬化症がどの程度の頻度で発症しているかという大規模調査が行われています。手足の血圧を計測してこの病気を発見する方法で行われた調査では、住民の1・1％であったと報告されており、決して頻度の高い疾患ではありません。しかし、見逃してはならない疾患であり、動脈硬化の危険因子を持っている人の場合には、この疾患が発生していないかどうかを定期的に確認する必要があるのです。そしてその傾向が見出されたら、疾患の進行を防ぐために動脈硬化の危険因子をきちんとコントロールしなければなりません。

なお、人間ドックなどでは手足の血圧を計測してこの疾患を発見する検査もなされています。そういった検査を受けている人ではこの疾患を未然に発見することはできます。

こういった検査を受けていない人で、動脈硬化の危険因子のある人は、かかりつけ医が触診で下肢動脈拍動の有無を確認し、この疾患を見逃さないようにしなければなりません。「私に下肢閉塞性動脈硬化症は出ていませんか？」と主治医に尋ねてみるとよいでしょう。頻度の高い疾患ではありませんが、気をつけなければならない疾患です。

# 5. 心房細動

## 心房細動とはどんな病気だろう？

心房細動とは図1のように、心臓の上の部分である心房内で6～8個ほどの電気ループ（電気刺激）がグルグル回り続けながら心房内を移動します。このため、心房は小刻みかつ不規則に毎分400～600回も収縮し続けてしまいます。そして、心房細動の際には、心臓の下の部分である心室は心房収縮に対応してそのすべての拍動に反応して収縮するのではなく、多数の心房収縮を間引いて、通常は40～100回／分、またはそれ以上の拍動になっています。

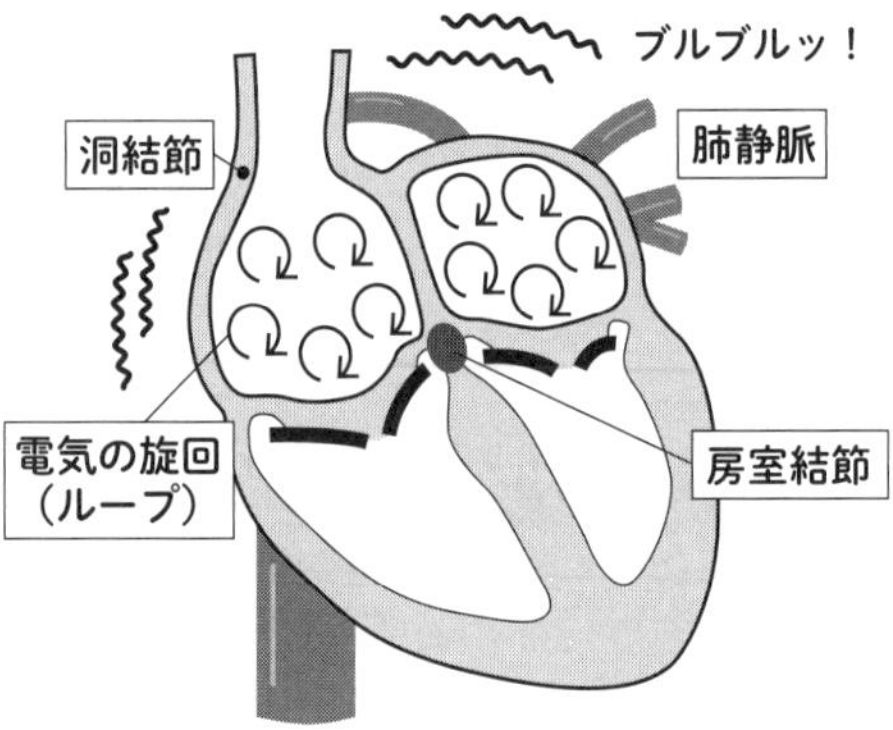


図1：心房細動発生の仕組み

心房が正常の収縮をする人は、心房が収縮して血液を心室に送り、心室はその送り込まれた血液を受け取って血液を全身に送り出します。心房と心室は同じ回数で収縮と拡張を繰り返しています。心房：心室は１：１のサイクルを繰り返すのです。しかし、心房細動では前述のように心房はかなりの高頻度で不規則に収縮するものの、心室は心房収縮のすべてに反応して収縮するわけではありません。そして、心房細動では心房が小刻みに収縮するため、心房が心室に送り出す血液量も少なくなり、その結果、心室が全身に送り出せる血液量が低下することが多く、心不全の原因にもなるのです。第１章「私の診察手順と診察方法」の冒頭で記載した70代後半の男性Ａさんはその典型例でした。

心房細動が発生する原因として挙げられている疾患には次のようなものがあります。数ある疾患の中で、高血圧は最も広く認められている心房細動の危険因子です。なぜ高血圧で心房細動が生じやすいかと言えば次のように考えられています。高血圧性心不全の項目でも記載しますが、高血圧が続くと左心室の筋肉が厚くなり、かつ心筋内の線維化が進みます。その結果、左心室が収縮する能力、また拡張する能力が低下していきます。そのような状態になると、左心房から左心室に血液が流入しにくくなり、左心房内に血液が溜まりやすくなるため、左心房の壁が内側から押されて広がってしまうのです。こういった仕組みで左心房の機能が低下して、心房細動が発生すると考えられています。

続いて糖尿病が挙げられます。肥満も危険因子となり、身長と体重で計算されるＢＭＩが減少すると、心房細動の危険性が減少し、ＢＭＩが上昇すると心房細動が増加すると報告されています。さらには睡眠時無呼吸症候群や高尿酸血症も心房細動の原因として指摘されています。その他に、生活上の問題として喫煙、アルコール摂取、ストレス、過労、睡眠不足、脱水なども心房細動の誘因になると報告されています。これらの危険因子以外に、甲状腺機能亢進症、心臓弁膜症、狭心症や心筋梗塞といった虚血性心疾患、さらには心筋症に罹患している方も心臓に負担がかかり、心房細動が発生しやすくなります。また、避けて通れないのが加齢と遺伝傾向です。

心房細動の最も危険な合併症は血栓塞栓症《けっせんそくせん》です。頸動脈狭窄症の項目でも少し記載しましたが、再度書いておきます。血栓塞栓症とは次のようなことを言います。心房細動では心房が小刻みに収縮し、正常の人のようにきちんと収縮しないために左心房が大きくなります。そうすると左心房内に血液が滞るため左心房、特に左心房の一部である左心耳という左心房から外側に飛び出した小袋のような部分に血栓ができやすくなります。そして、血栓が何らかの拍子に剝れて血流に乗り、脳をはじめとした全身に飛んでいってしまい、大事な臓器の血管を詰まらせてしまうことがあります。これを血栓塞栓症と呼んでいます。

前述の左心耳には大きな血栓ができやすいため、それが脳の血管に飛んでいった場合には、広範囲の脳がダメージを受けて重度の脳梗塞となってしまいます。話すことができなくなる失語症や身体の半分が動かなくなる片麻痺が生じ、最悪の場合は死に至ります。こういった重大な合併症の原因となる心房細動は、できるだけ早く発見して対処しなければなりません。また、脳だけではなく、腹部の消化管に飛んでいった場合には急な腹痛が生じ、最悪の場合には腸が腐って死に至ることがありました。私も勤務医の時に、そうなった方を経験したことがあります。さらには足に血栓が飛んでいった場合には急な足の痛みが生じ、治療が遅れてしまった場合には足の切断が必要になります。私が勤務医の時に、そのような患者さんが運び込まれることがありましたが、発症から時間が経ちすぎており、残念ながら足を切断せざるをえないとご本人、ご家族に説明したことがあります。心房細動は絶対に見逃してはならない疾患なのです。

それでは、高血圧に伴って発生するこの危険な心房細動を発見するにはどうすればよいかということが問題になります。心房細動が発生すると「急にドキドキしてきた」「気分が悪い」「血圧が下がった」「尿がよく出るようになった」といった症状が生じて病院に駆け込み、心房細動を確認される方もいます。心房細動が発生するとこのような症状を自覚する人も多いのですが、心房細動が生じても全く自覚症状が無い方もいます。特に高齢の方ではその傾向が強いです。高齢者に心房細動が発生すると、前述の血栓塞栓症の発生率が高まるため、心房細動を見逃してはならないのです。この高齢者の心房細動を見逃さないためには、かかりつけ医の診療がぜひとも必要です。

医療機関を受診した時、医師が手首のところにある橈骨《とうこつ》動脈を触れて、脈が規則正しいかどうかを確認すると、心房細動が発生しているかどうかがわかります。また聴診器で心音を聴いても、心臓の拍動が規則正しくないことからわかります。医師が心房細動を疑ったときには心電図を記録すると一目瞭然で確認できます。ですから、高血圧の診療を受けていると言いながら、医師の診察を受けなければ心房細動の有無がわかりません。高血圧で通院していても、診察しない医師がいるということも聞きます。医師が「どうですか？」と問い「特に何もありません」と答え「それではいつもの薬を出しておきます」というスタイルの診療を続けていれば、心房細動を見逃してしまう危険性は高いのです。昨今はやりのオンライン診療では、この無自覚の心房細動を発見することはできません。高血圧でオンライン診療を希望するのなら、こういった危険性があることも認識した上で選択すべきだと思います。

今回記載する男性は当クリニックでの定期診療の際に、偶然心房細動が発見されました。しかし、まったく自覚症状はありませんでした。高齢の高血圧の方の中には、こういった方も結構おられます。無自覚の心房細動を発見するためには、医師の診察がどうしても必要なのです。

### ①定期診察で発見された無症状の心房細動の男性

70代前半の企業のトップ、経営者の方です。50代前半から近くの医院で高血圧に対して降圧剤が開始されていましたが、なかなか血圧のコントロールができないと訴えて60歳の時に当院を受診されました。薬剤の調整を行い、管理栄養士との面談で食生活の調整を行うことも追加し、血圧はきれいに安定しました。多忙な方であり、当院への受診は2～3カ月に1回という状態でしたが、幸い循環器系のトラブルはなく安定した状態が続きました。

しかし70代前半に定期受診された際の診察で私が聴診した時に、脈の乱れに気づきました。本人の自覚症状は全くありませんでしたが、急いで心電図で確認すると図2のような心房細動でした。心臓が1回収縮して拡張すると図3のような心電図が出来上がります。上に高く飛び出している波をR波と言います。心室が収縮した時にできる波です。R波の左側にある小さな突起の波は、心房が収縮し

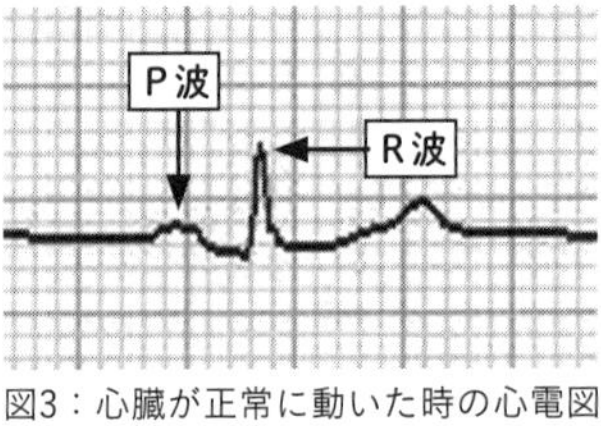

図3：心臓が正常に動いた時の心電図

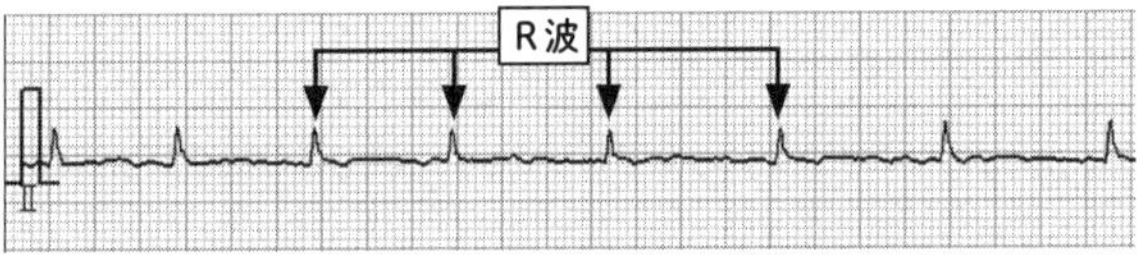

図2：心房細動の心電図、P波が消失し、R波の間隔が不整

た時にできる波でＰ波と言います。心房細動になるとＰ波が消失します。そしてＲ波の間隔が等しくなくなります。この男性の心房細動を発症する前の心電図を図４に示しました。正常時の心電図ではＰ波がきちんと確認できて、Ｒ波が規則正しい間隔で表示されていることがわかります。医師が聴診器を使って患者さんの心音を聴いていると、心音が規則正しくないことが分かり、心電図確認をして心房細動の有無を評価します。ですから、高血圧の患者さんを診察する際には、必ず聴診器で心音を確認する必要があります。また、手首の動脈拍動を触れて心房細動かどうかを確認することもできます。

この男性は２カ月前までの診察時にはこの不整脈はありませんでした。前回受診以降に心房細動が発生したと思われましたが、本人には動悸、息苦しさ、労作時の胸部症状など、何の自覚症状もありませんでした。高血圧に伴う心房細動ですので、前述のように脳梗塞をはじめとした血栓塞栓症の危険性があるため、直ちに血栓ができにくくす

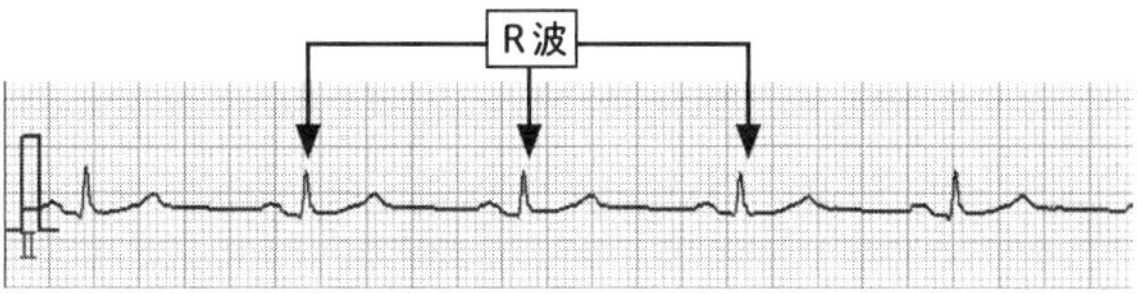


図4：心房細動発生前の正常心電図

る薬を投与し、その後に心房細動を治す薬も追加しました。しかし、1カ月間、薬を投与しても心房細動が治らなかったため、カテーテル治療で心房細動を治す「カテーテルアブレーション」という治療方法の説明をし、その治療を受けてはどうかと勧めました。本人も血栓が飛んでいろいろな臓器障害をきたす危険性は減らしたいと希望され、急性期病院への紹介に同意されました。急性期病院でのカテーテルアブレーションで心房細動はきれいに消失し、治療後3年を経過していますが、心房細動は再発せず安定した状態が続いています。

## 心房細動を見逃さないために

このように心房細動と言っても自覚症状の無い方が結構おられます。高血圧と診断され薬だけをもらって医師の診察を受けていなければ、こういった心房細動を見逃してしまうこともあり得ます。前述のように、心房細動による脳梗塞は心臓から飛んでいく血栓が大きいため、非常に広範囲の脳梗塞になることがわかっており、なんとしても避けたい合併症です。また、血栓が飛んでいく先は脳だけではなく、前述したように腹部の動脈に飛んで行って強い腹痛が生じたり、足に飛んでいって足の血管が詰まって足の筋肉が腐ってしまったりするということもあり得ます。心房細動はできるだけ早く発見し、対処しなければなりません。

こういった自覚症状の無い心房細動も、医師が診察しなければ発見することはできません。血圧の数値だけをみて、いい血圧の数値だからそれで十分と満足していても、この心房細動を見逃してしまうと大変なことになってしまいます。高血圧診療では医師の診察が絶対に必要なことを示す典型例です。高血圧に伴う心房細動は見逃されやすく、かつ見逃されると危険な合併症です。十分知っておいてください。

因みに当クリニックには開院以来約20年で、心房細動の方がどのくらい受診されたかを電子カルテで調べようとしましたが、残念ながら正確な人数を確定することができませんでした。それは次のような事情によります。心房細動による血栓塞栓症を予防するためには、長い間ワルファリンという薬しかありませんでした。しかし２０１１年３月からＤＯＡＣ（Direct Oral Anti Coagulants）と呼ばれる新しいクスリが発売され、現在まで４種類のＤＯＡＣが使用できるようになっています。そのＤＯＡＣを使用するためには病名を心房細動から「非弁膜症性心房細動」という病名に変更しなければ、医療保険が通らなくなりました。電子カルテで「心房細動」の人数を調べてみると男性は520名、女性は420名でした。また「非弁膜症性心房細動」の人数を調べると男性は303名、女性は203名でした。この人数を足してしまうとワルファリンからDOACに変更した人を2人として計算してしまうため、正確な人数になりません。こういった事情で、残念ながら当クリニックで診療してきた心房細動の患者さんの人数を正確に提示することはできませんでした。

それでは日本の現状ではどの程度の人が心房細動になっているかということを、『不整脈薬物治療ガイドライン2020年版』で確認してみました。日本の2003年の定期健診の成績（40歳以上の住民健診および企業健診63万1338人が対象）を分析すると、心房細動に罹患している人は男女とも加齢とともに増加し、70代では男性3・44％、女性1・12％、80歳以上では男性4・43％、女性2・19％であったと報告されています。この成績を日本の人口にあてはめて計算すると、2005年時点ではわが国で約71・6万人が心房細動を有すると推定されています。また、将来の人口予測を用いて計算すると、２０５０年には心房細動患者は約１０３万人、総人口の約１・１％を占めると予測されています。国土交通白書（２０２１年）によると２０５０年の日本の高齢化率は37・７％とされており、総人口は約１億人に減少すると推計されています。その中で65歳以上の人口は３７７０万人と推計され、心房細動は高齢者に多いため、約１０３万人の心房細動例がほとんど65歳以上の高齢者になると仮定すると、65歳以上の人の内２・７％の人が心房細動になっているだろうと推定されます。加齢とともに出現する心房細動には十分留意しなければならないことがわかります。

## 心房粗動という不整脈もあります

心房細動とよく似た病気で心房粗動という不整脈があります。実際の心房粗動の心電図を次ページの図５に示しました。心電図の項目で提示した正常心電図と比較してみてください。正常心電図と比較するとＰ波が無くなっています。Ｒ波はわかりますが、Ｒ波とＲ波との間の心電図の基線がのこぎりの歯のようになっています。正常心電図ではこのＲ波とＲ波との間の基線はまっすぐになります。この、のこぎりの歯のような波を

F波と呼んでいます。心房粗動の特徴の一つです。

この不整脈は心房細動のように心房内に複数の電気ループ（グルグル回る電気刺激）が存在するのではなく、通常は電気ループが1カ所しかありません。この電気ループは心房内で1分間に300回前後収縮するのですが、その電気刺激がすべて心室に通じることは非常に少ないです（私は1回だけそういった患者さんを確認し、直ちに急性期病院に救急搬送したことがあります。放置すれば失神や突然死に至り、極めて危険なのですが、その方も残念ながら救命することはできませんでした）。

心房粗動では前述のように、心房の300回前後の電気刺激がすべて心室に届いて心室が収縮するのではなく、電気刺激の3分の1または4分の1だけが心室に届きます。そういった伝導の時には心室は規則正しく収縮しているため、手首で脈を確認しても、聴診器で心音を確認しても、不整脈があるようには思えません。心電図を

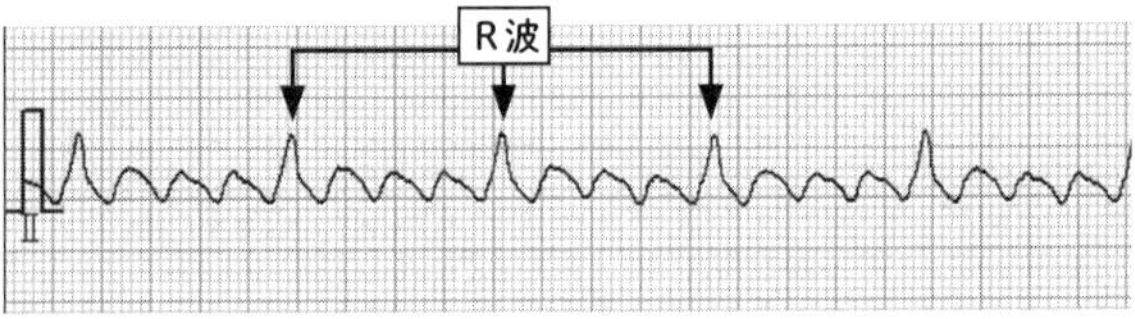


図5：心房粗動の心電図

とらなければ判定できません。しかし、心房粗動でも心房からの電気刺激が心室に伝わったり、伝わらなかったりすることもあり、そのような場合には心室は規則正しく収縮せず、心拍は乱れることになります。

なお、この心房粗動も心房細動と同様に左心房の中に血栓ができて、それが末梢に飛んでいく血栓塞栓症の原因になります。このため、医師は血栓ができないような治療をしなければなりません。当クリニックで開業以来約20年間に確認した心房粗動の方々は男性85名、女性58名でした。すべての方に抗凝固療法を勧め、心房細動の時に使用するワルファリンまたはＤＯＡＣの投与を行おうとしたのですが、高齢などの理由のため、希望されなかった方もいました。

## 不整脈の見つけ方

動悸を自覚して病院に駆け込んでも「症状のあるときに

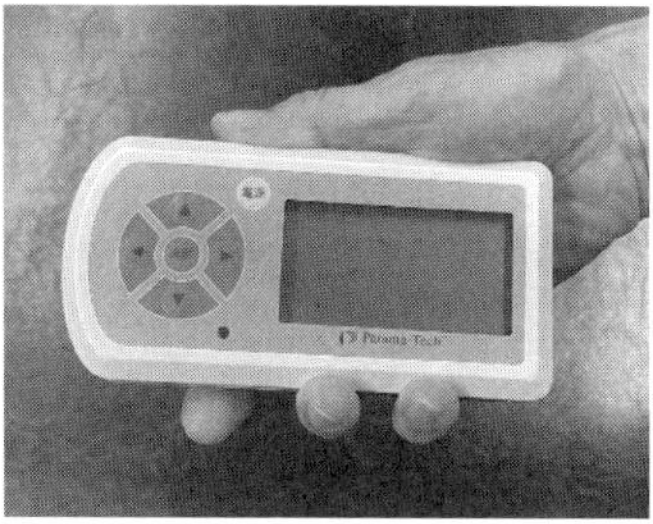

写真1：イベント心電計

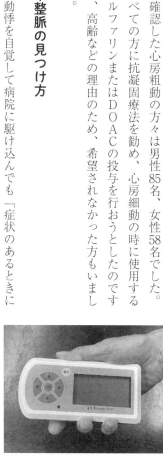

受診しなければ分からない」と言われてスゴスゴと病院を後にしたという患者さんの声を聞くことがあります。そのような患者さんが来院された時には、当クリニックでは「イベント心電計」という前ページの写真1のような心電図記録装置をお貸ししています。不整脈を感じた時に胸にあてて心電図を記録する装置です。この装置では不整脈発作を12回記録することができます。普段は1週間程度お貸ししていますが、1週間で記録できないときにはさらにもう1～2週間所持してもらって不整脈を記録するようにしています。

### ①イベント心電計で不整脈を記録できた男性

下の写真2は50代男性のものです。何度も動悸が生じて救急病院を受診したのですが、動悸がある時に来なければ分からないと言われ、途方に暮れて当クリニックを受診されました。毎日不整脈が発生するという方には24時間心電計（ホルター心電計）で評価するの

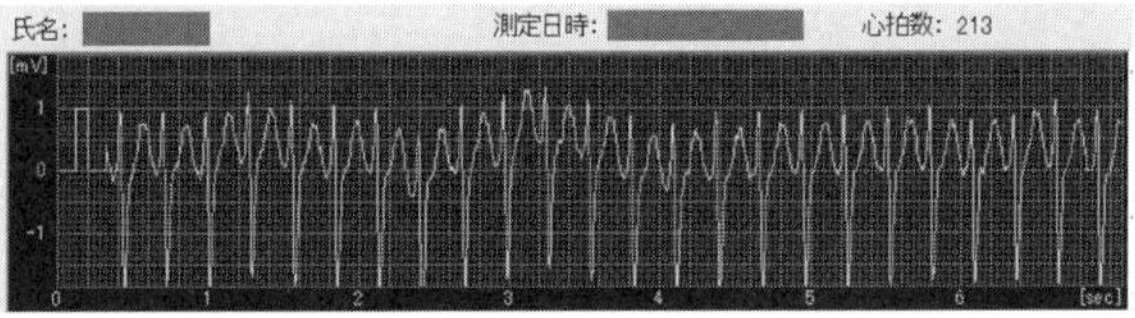


写真2：発作性上室性頻拍症の心電図

ですが、この方のように、不整脈がいつ発生するか分からないという方の場合には、イベント心電計をお貸しします。すると写真２のような２１３／分という非常に速い不整脈が記録されました。これは発作性上室性頻拍症という不整脈であり、急性期病院でのカテーテルアブレーションという治療を説明し、その治療を受ければきれいに治ると説明して紹介しました。予想通り、その治療でこの頻脈性不整脈は完全に消失し、それ以来15年経過していますが、全く不整脈は発生せず、お元気に生活されています。

　状況にもよりますが、不整脈の持続時間が短いにもかかわらず、１週間に数回不整脈が発生するという方もいます。そのような方の場合にはイベント心電計を貸し出して所持してもらっても、不整脈が出現した時に、ポケットから取り出して記録しようとして

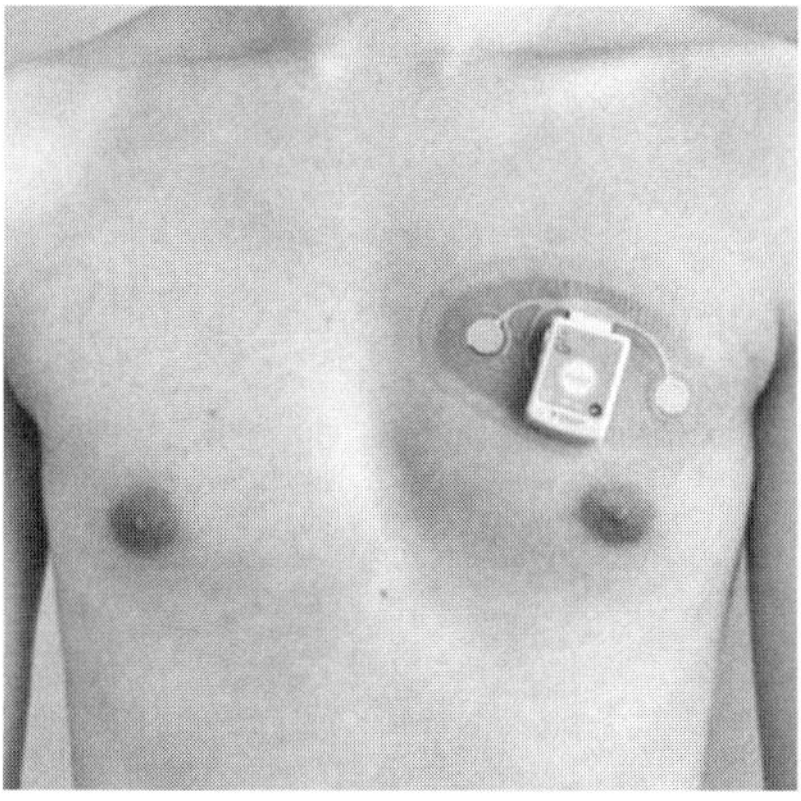

写真3：2週間ホルター心電計

も間に合いません。そのような方の場合には、写真3の入浴も可能で最長14日間装着し続ける長時間心電図レコーダ（2週間ホルター心電計：フクダ電子）を勧めています。

またこの装置でも捉えきれないときには、ループ心電計（植え込み型心電用データレコーダ）という写真4のような心電計を局所麻酔下に胸の皮下に挿入することもあります。当クリニックではこの植え込み手術は行えないため、急性期病院に依頼しています。これまでに植え込まれたのは2種類のループ心電計（メドトロニック社製及びバイオトロニック社製）でした。この心電計は機種によって3年または5年半機能するため、捉えにくい脈の異常を訴えるような方には適切な医療器具であり、確実に記録することができます。

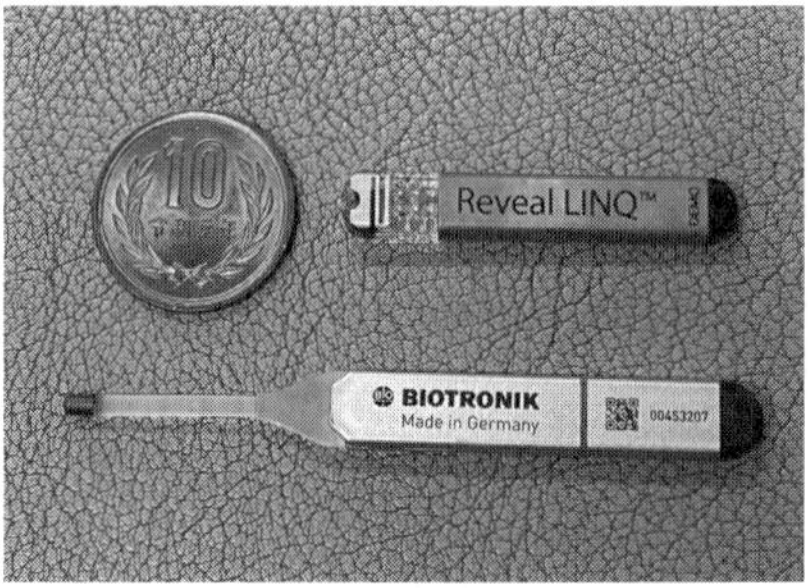

写真4：2種類のループ心電計

## ②ループ心電計で危険な不整脈をうまく捉えることができた男性

高血圧で治療を続けていた60代半ばの男性です。立位で仕事をしている時に意識が遠のき、自分で脈を確認すると乱れていたとして救急受診されました。心電図には全く異常はなかったのですが、直ちに24時間心電計を装着して確認しました。しかし、意識が遠のくような不整脈は何ら確認できませんでした。

降圧剤を服用して4時間ほど経過した時の症状であり、血圧が下がり過ぎたのだろうかと推測し経過を見ることにしました。それから1年4か月後に再度立位での仕事中に、今度は明らかな意識消失が生じてしまい救急受診されまし

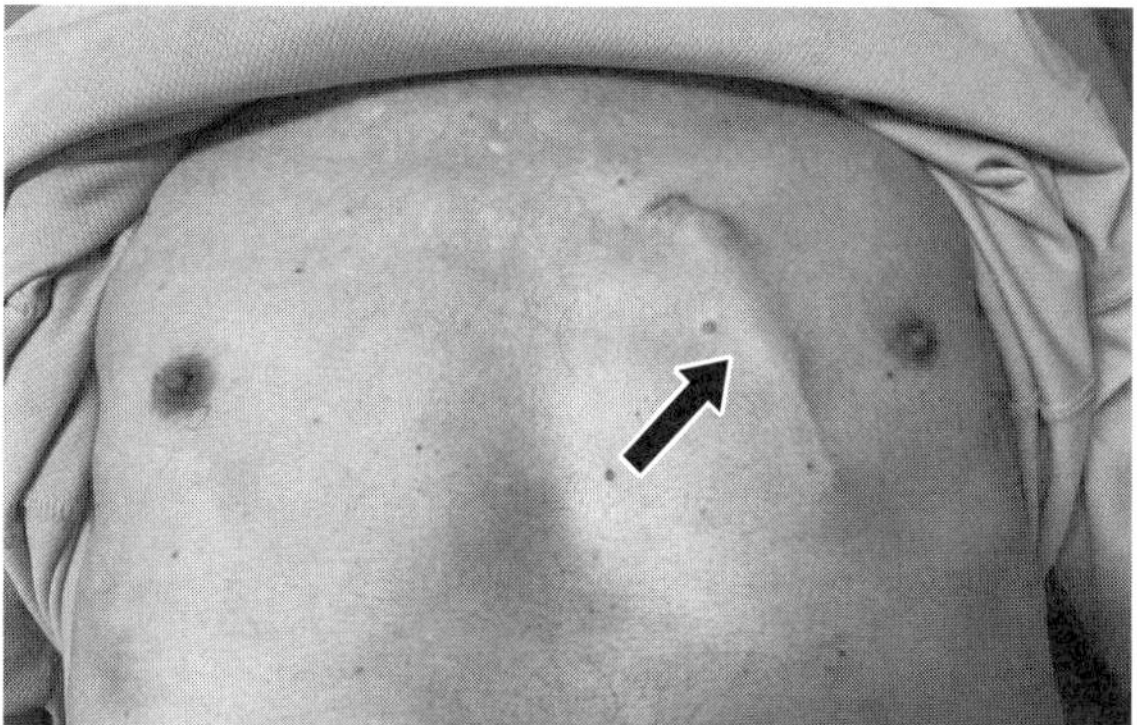

写真5：ループ心電計を左胸部に挿入した人

た。再び24時間心電計を装着したのですが、その時も意識消失の原因となるような不整脈は全くありませんでした。このため、急性期病院に紹介して写真5のようなループ心電計を挿入してもらいました。すると再度の意識消失発作が生じ、その時の記録では完全房室ブロックという不整脈が確認できました。これは心房と心室が協力せず、心房は心房単独で収縮し、心室は心房とは無関係に収縮するという不整脈です。血圧も下がり、意識消失が発生しても不思議ではありません。この不整脈が確認されたため、急性期病院で永久ペースメーカー移植を受けました。その後、意識消失発作が皆無になったことは言うまでもありません。

# 6．虚血性心疾患

## 虚血性心疾患とはどんな病気だろう？

虚血性心疾患とは心臓の筋肉を栄養している冠状動脈が狭くなったり、詰まったりして、心臓の筋肉への血流が低下した状態を指します。心臓の筋肉を栄養している冠状動脈の走行を図１に記します。

冠状動脈には左右の冠状動脈があり、左冠状動脈は左前下行枝と左回旋枝に分かれます。冠状動脈の強い狭窄によって心臓の筋肉が受け取る血流が少なくなり、胸の痛みや圧迫感などの胸部症状が生じた状態が

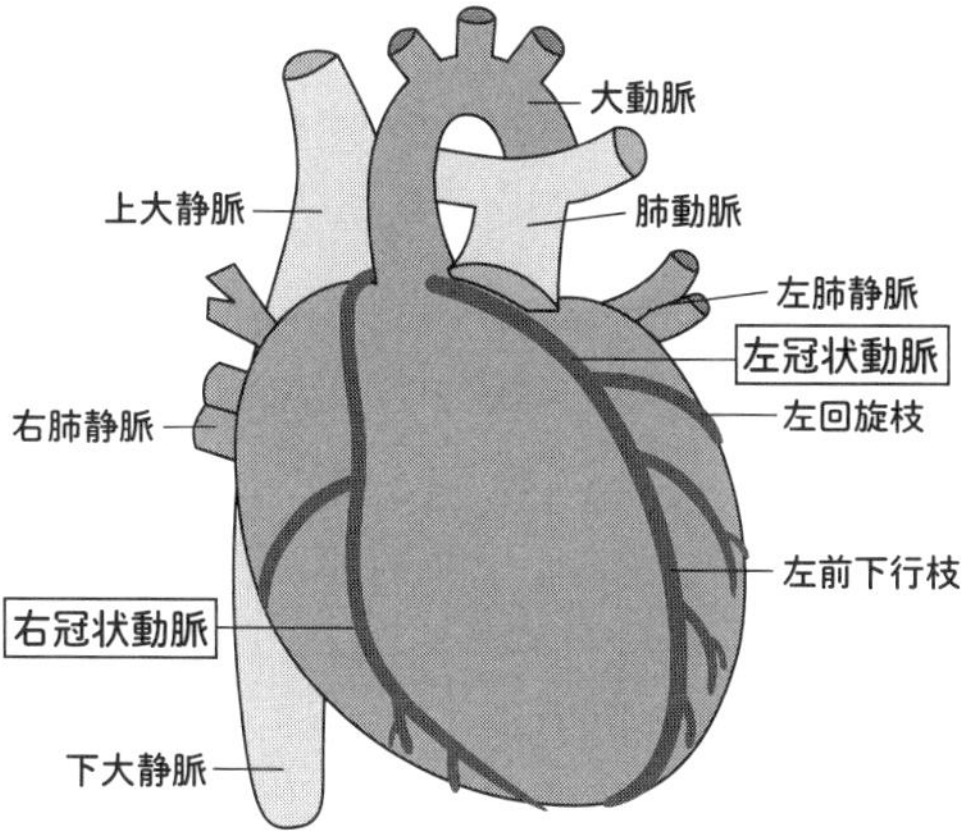


図1：冠状動脈の走行

狭心症です。また、冠状動脈が急激に閉塞して胸部症状が生じた状態が心筋梗塞症です。狭心症にしても心筋梗塞症にしても、運悪く急激に発症して治療が間に合わなければ命を落とすことになります。虚血性心疾患に対しての治療は、急性期病院における循環器内科医によるものが主体になっています。カテーテルを使用して狭くなったり、詰まってしまった冠状動脈を広げる治療が効果的です。しかしカテーテル治療がうまくいかなかった場合には、心臓血管外科医による冠状動脈バイパス手術が必要になります。

2020年の厚生労働省の調査によると、心疾患は日本人死因の第2位を占め、その死亡数は20万5596人と報告されています。このうち冠状動脈疾患（虚血性心疾患とほぼ同義）の死亡数は6万7305人であり、総死亡数（132万7755人）の約5%であったと報告されています。当クリニックで開業後約20年間に診療した虚血性心疾患の患者さんは、男性1114名、女性1248名でした。こういった方々が虚血性心疾患によって死亡しないように工夫を続けています。

### ①定期診療で、自覚症状が全くなかった心筋梗塞症が発見された男性

50代半ばで当クリニックを受診しました。35歳頃から血圧を計測すると150㎜Hgくらいあり、高めであることは自覚していたものの症状は全くないため、そのままにしていたようです。しかし、職場の上司が高血圧で急逝したため、これはいけないと判断し、当クリニックを受診しています。初診時の外来血圧は246／148㎜Hgと極めて高く、胸部レントゲン写真でも心臓の影の拡大があり、安静時心電図でも左心室への負担が生じた状態でした。べらぼうに高い血圧であり、心臓への負担が生じている状態のため、直ちに降圧剤を投与して治療を開始しました。家庭血圧の計測

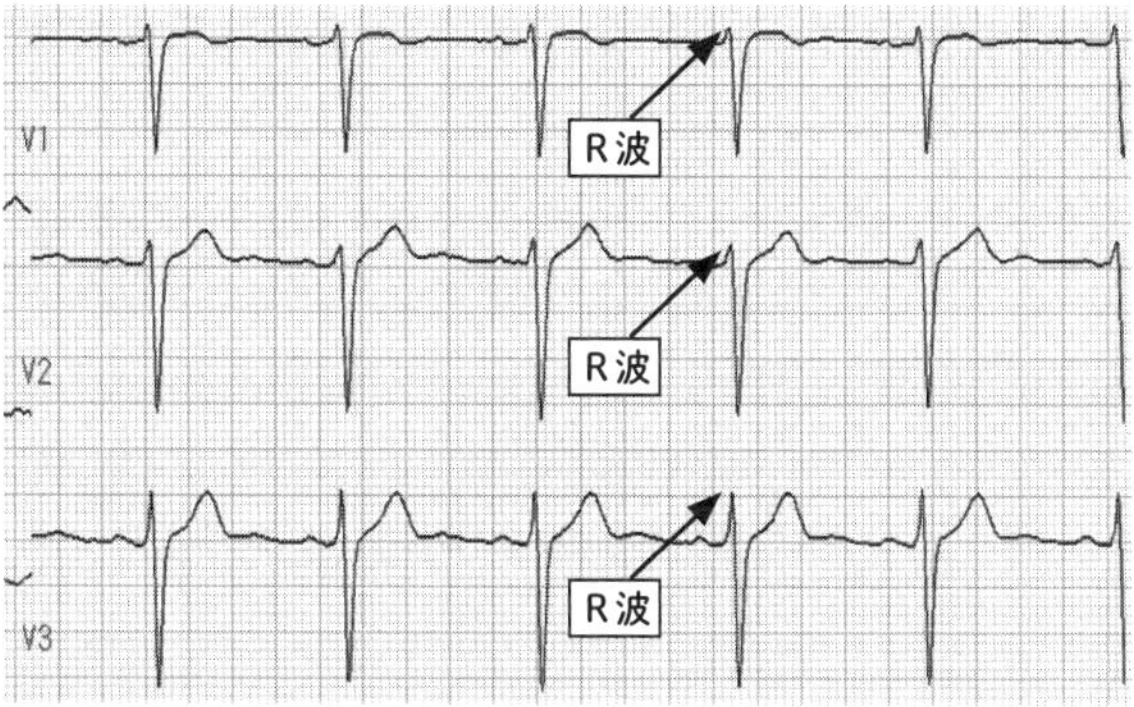


心電図1：心筋梗塞発症前の心電図

方法も説明し、その結果を確認していきました。

この男性は以前から山歩きなどが趣味であったため、有酸素運動はできていました。高かった血圧も治療に反応して次第に低下。初診から７カ月後には家庭血圧は１２０～１３０㎜Ｈｇで推移するようになり、非常にきれいにコントロールできました。その後も降圧剤を使用しながら定期的な診療を進めたのですが、初診から５年後の定期受診の日に、１年に１回の安静時心電図を記録しました。するとこれまでの心電図とは異なる所見があり、知らないうちに心筋梗塞を発症していたと疑いました。

心電図をご覧ください。前ページの心電図１は心筋梗塞発症前のもので、Ｒ波と呼ばれる波

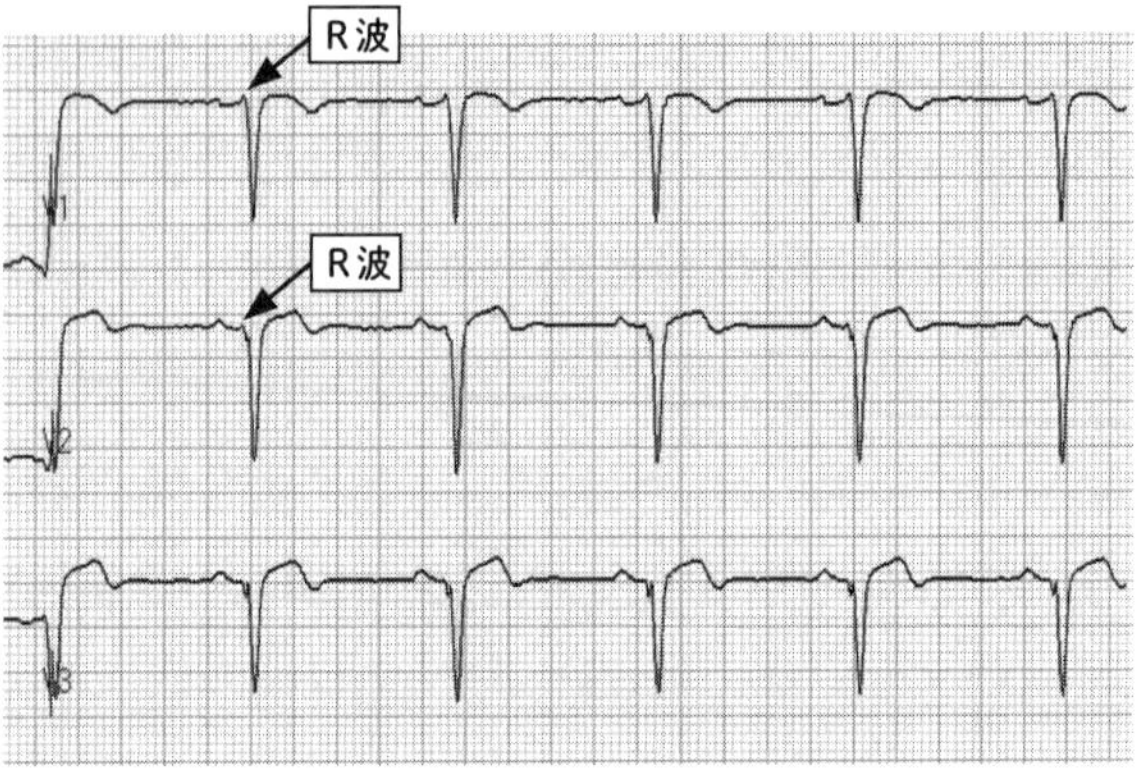


心電図2：心筋梗塞発症後の心電図、R波の減高、消失

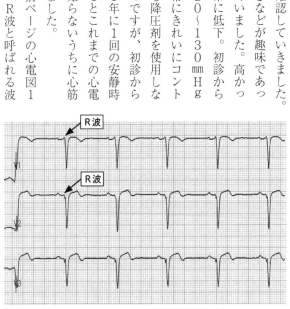

があります。しかし、私が異常だと判断した心電図２ではR波がほぼ消失しています。心電図１と比較していただくとわかると思います。前回受診時からも胸痛や胸部の圧迫感、不整脈など何もなかったのですが、直ちに心臓超音波検査を行いました。すると、心臓の前の部分の筋肉の動きが悪くなっているのがわかりました。症状の出なかった心筋梗塞を発症したと推測しました。急性期病院に紹介し冠状動脈造影が行われましたが、主要な冠状動脈３本に強い狭窄病変を指摘されました。そのまま冠状動脈バイパス術が施行され、無事退院しています。

この男性の場合も、血圧の数値だけを見てOKサインを出していたら、どこかで突然死したことでしょう。高血圧の場合、心電図での変化を確認していくことも大切です。

高血圧の治療を継続していると、治療開始前に存在した高血圧に伴う心電図上の左心室負荷所見が、血圧低下とともに改善していくこともよく経験します。それを患者さんに見てもらうと、自分が受けている診療が適切であると分かってもらえて、治療への意欲が湧いてくることをよく経験します。高血圧の治療で血圧の数値だけに注目し、安心していてはならないのです。

## ②良好な高血圧のコントロールができていたにもかかわらず、狭心症を発症した男性

初診時は61歳でした。当クリニック受診の5年前から高血圧の治療を受けていたのですが、やはり血圧が高くこのままでよいのかという訴えでした。外来の血圧は140／90㎜Hgありました。2種類の降圧剤を使用しているにしては高すぎる状態でした。家庭血圧の計測を勧め、その結果を確認することにしました。健診では脂質異常症と境界型の糖尿病も指摘されていました。

いつものように家庭血圧の計測方法を説明し、管理栄養士との食事相談も予定しました。食事調整、有酸素運動を行うことで、家庭血圧はきれいに低下していたのですが、初診から7年後の定期受診時に次のように訴えました。「夜の安静時に胸の締め付け感があり、5分ほど続いた。日中に家の仕事をしたり、野球をしたりしていても胸部症状はなかったが、受診前々日の夜の入眠時に1回、前日の日中安静時にも胸痛が生じた」。

直ちに安静時心電図を記録すると、心電図のT波が大きく変化していました（心電図3）。急いで心臓超音波検査を行うと、心臓の前の部分（左前下行枝が血液を流している部分）の心筋が動きにくくなっていることが判明しました。このため、すぐに急性期

病院に紹介しました。急性期病院では冠状動脈造影が行われ、予想通り心臓の前面を栄養する左前下行枝の近位部に強い狭窄があり、カテーテル治療が行われ、無事退院されました。その後7年を経過していますが、家庭血圧はきれいにコントロールでき、脂質異常症も虚血性心疾患の再発予防に求められるレベルにコントロールできています。70代後半になっていますが、毎日お元気に過ごされています。

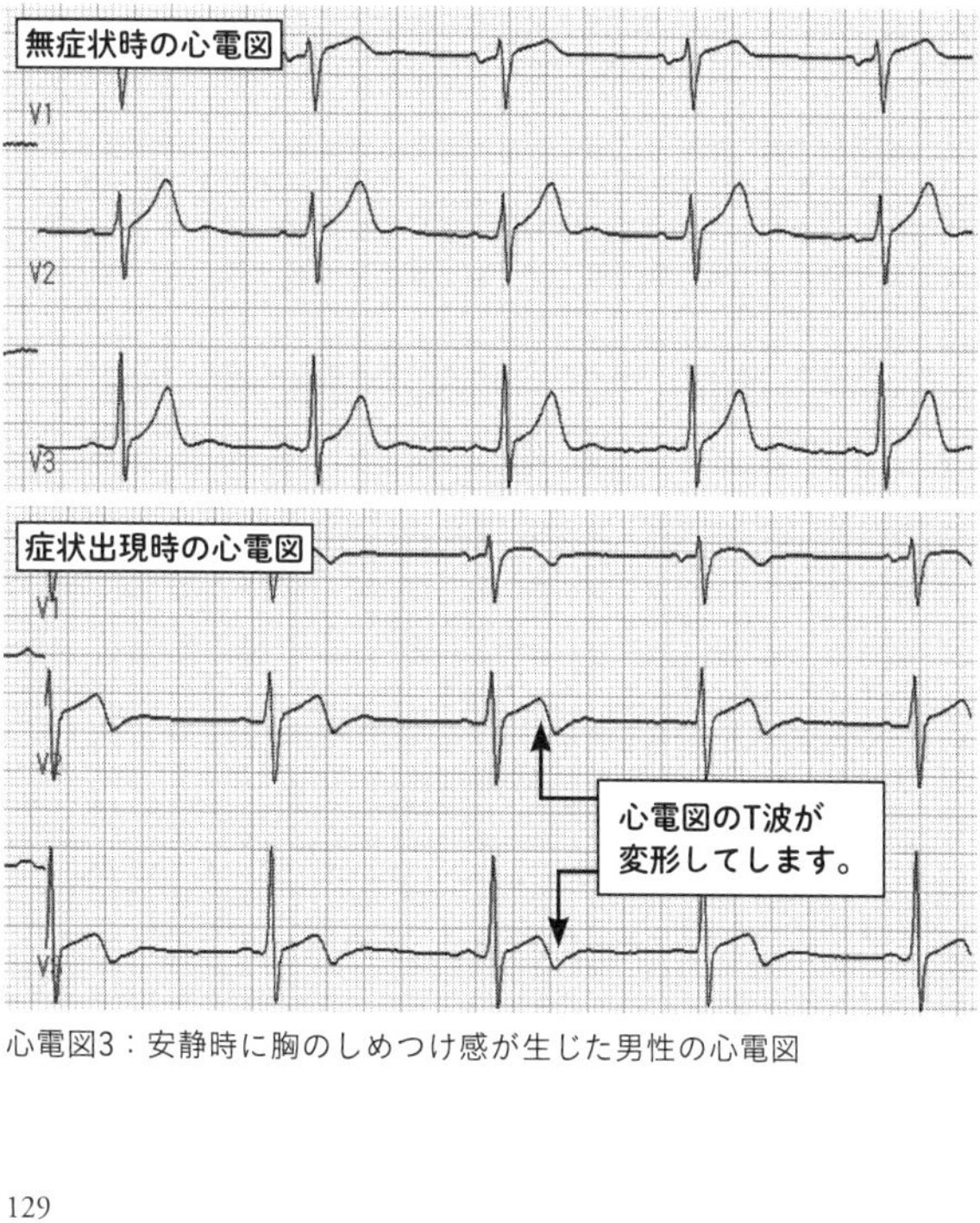


心電図3：安静時に胸のしめつけ感が生じた男性の心電図

高血圧や脂質異常症、糖尿病がきれいにコントロールできていても、残念ながら加齢とともに虚血性心疾患が発生することがあります。高血圧診療では、日常生活で生じる胸部症状に留意して、怪しいと思った胸部症状に気づいたときには、早急にきちんとした評価をしなければなりません。薬をもらってくるだけの高血圧治療はダメなのです。

高血圧の診療中に生じる急性心筋梗塞症では、本人に何らかの前駆症状があってから発症する方よりは、たいした前触れもなく発症する方の方が多いのが現状です。「どうして自分に……」と不思議がる方もいますが、発症前の生活状況を尋ねてみると、急性心筋梗塞症を発症しても不思議ではないという方がほとんどです。不十分な高血圧診療、放置されている糖尿病や脂質異常症、喫煙や生活上の強いストレスなど……。こういった状態を放置していても自覚症状はないことが多いのですが、体内では密やかに病気が進んでいます。

急性心筋梗塞症を発症した方で「あの症状が前触れだったのだろうか……」と言われる方もいますが、そのような場合でも強い症状ではないことが多く、「加齢によるものだろう」「このところ疲れているから……」と自己判断で見逃してしまう方もいます。

しかし、医師の診察を受け、生活上のちょっとした症状を患者さんが訴えた時、「それは危険であり、精密検査が必要」と分かる症状があります。例えば、急いで階段を上がったり、重い荷物を持ったり、普段行わない早歩きをしたときに、胸部の締め付ける感じや痛みが生じるけれど、普通の生活をしていれば何の症状もないという訴えは、非常に危険な状況なのです。また、見逃されやすい症状として次のようなこともあります。「散歩をし始めると胸の圧迫感を自覚するのですが、しばらく歩いているとその症状はなくなるので、それはそれでいいかなと思っています」。これも狭心症の典型的な症状であり、早急な精密検査が必要です。以上のような訴えを聞くと、医師は「それは危険」と判断し、次の手を打ちます。その典型例を示します。

### ③軽い労作で胸部の圧迫感が生じると訴え、検査で狭心症が判明した男性

40代後半で受診された方です。45歳頃から近くの医院で高血圧の治療を受けていました。しかし、動悸を伴うようになり、かかりつけ医で相談しても解決しないとして受診されました。外来受診した時の血圧は１８０／１０６㎜Ｈｇもあるコントロール不良の

状態でした。動悸は高い血圧に伴う不整脈であり、血圧の管理が重要だと説明しました。家庭血圧の正しい計測方法を説明し、その結果を確認して薬剤調整を開始しました。また、管理栄養士との食事相談も並行して行いました。家庭血圧は120～130㎜Hg前後と、きれいにコントロールできていました。しかし、60代半ばで受診された折、ゴミ出しなどで荷物を持って歩いた時や急ぎ足で歩くと胸部の圧迫感があるものの、普通の生活では胸部症状はないと訴えました。この症状は前述のように聞き逃してはならない症状であり、労作性狭心症を強く疑う症状でした。このような時、当クリニックでは写真1のトレッドミル運動負荷試験装置を使って検査を行います。患者さんには写真2

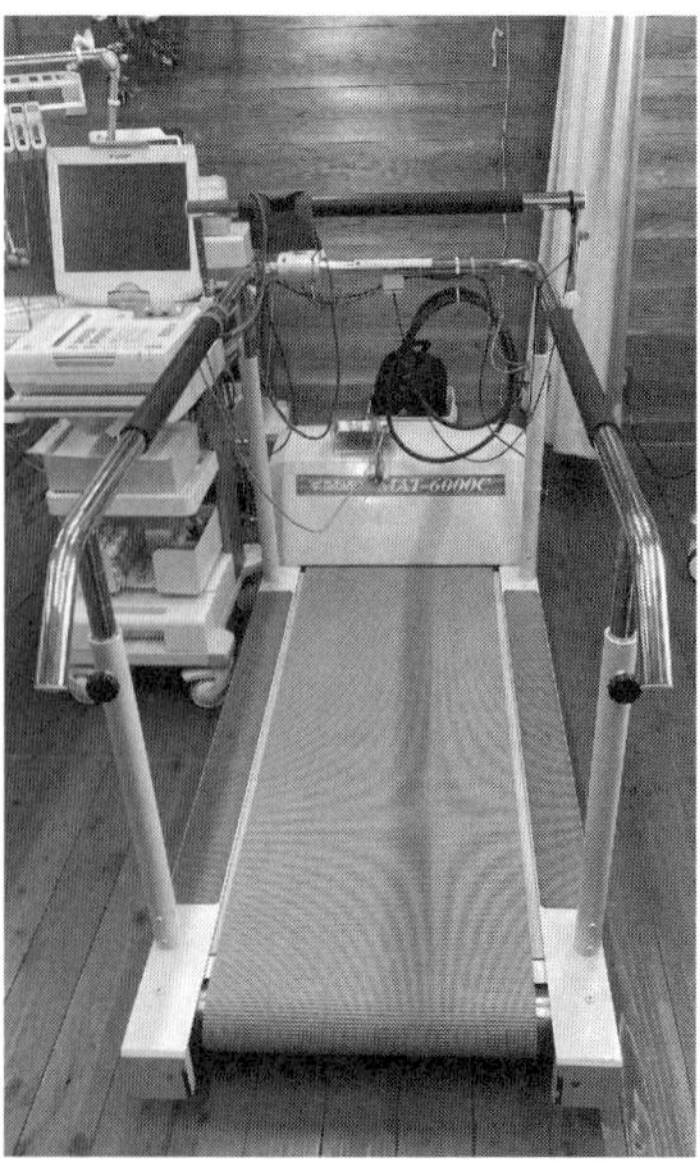

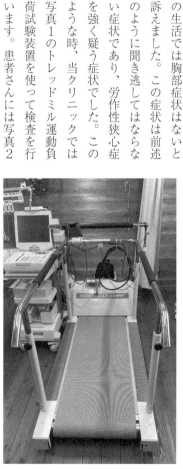

写真1：トレッドミル運動負荷試験装置

のように12誘導心電計を装着し、トレッドミル装置の上に上がってもらいます。その状態で写真３のように、臨床検査技師と私がそばにつき、ベルトコンベアーのスピードと角度を徐々に上げて患者さんへの運動負荷を強めていきます。その際には心電図、経皮的動脈血酸素飽和度（$SpO_2$）、心拍数、血圧といったデジタルデータを連続して計測しながら、また、患者さんの自覚症状の有無も問いながら運動負荷試験を続けます。このような検査をこの方に行うと、運動負荷開始３分頃から胸部の絞扼感《こうやくかん》が生じ、心電図でも心筋虚血を示唆する所見が生じたため、負荷を中止しました。次ページの心電図４をご覧ください。明らかな運動負荷陽性と診断し、急性期病院に紹介しました。

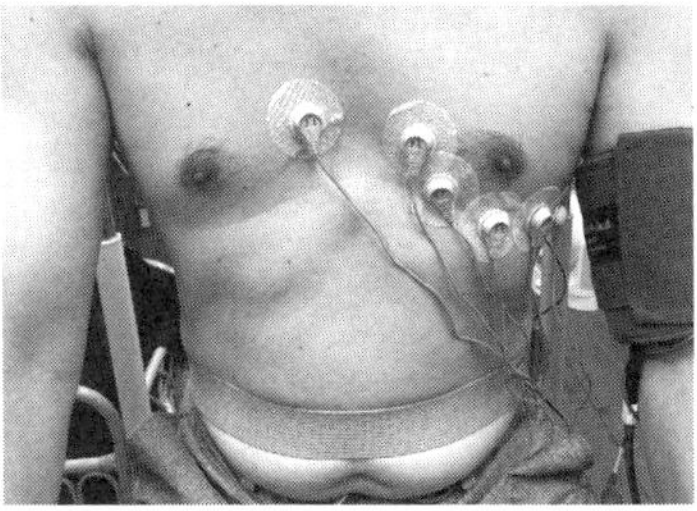

写真2：運動負荷前の心電計装着

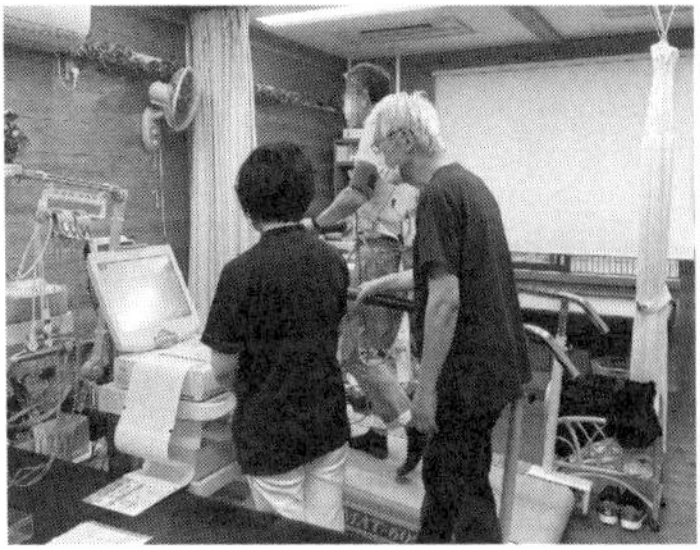

写真3：トレッドミル運動負荷試験の様子

精密検査の結果、冠状動脈造影で3本の冠状動脈すべてに有意な狭窄病変が発見され、それぞれカテーテルによる治療を受け、その後胸部症状は全くなくなり、趣味のゴルフを存分にできるようになっています。高血圧治療では薬だけをもらってくるのではなく、常に医師や看護師と体調の確認をしながら経過をみることが大切です。この方のように普通に生活していればどうもないけれど、少し負荷をかけると胸部症状が生じるというのは虚血性心疾患の危険な兆候であり、見逃してはなりません。

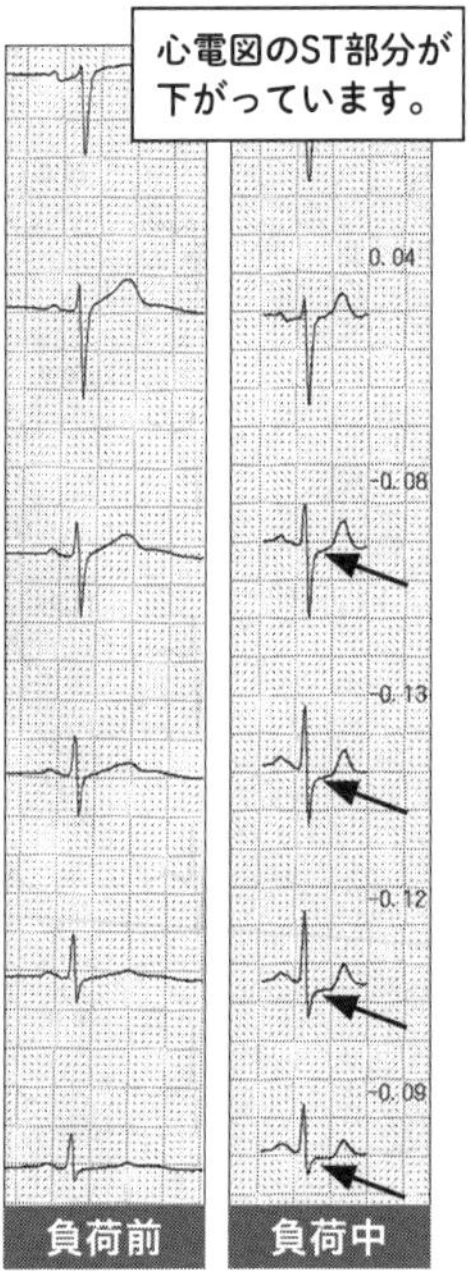

心電図4

## 当クリニックで行っている運動負荷心電図検査

当クリニックでは前述のようなトレッドミル運動負荷試験を、狭心症が疑われる方に対して行っています。開業後20年間に行ったのべ件数は男性974件、女性660件でした。こういった運動負荷心電図検査を狭心症が疑われる患者さんに対して行って、急性心筋梗塞への移行を未然に防ぐようにしています。

しかし、トレッドミル運動負荷試験装置のない開業医がほとんどだと思います。そういった医療機器がない施設で虚血性心疾患を疑わせる症状を患者さんが訴えた場合には、循環器専門病院に紹介されるはずです。

また簡単な運動負荷装置として図２のような階段を利用するマスター試験というのがありますが、当クリニックではこのマスター試験は行っていません。その理由は次のようなところにあります。このマスター試験では、十分な運動負荷が患者さんにかからない可能性があること、患者さんに加える運動負荷量を調整することができないこと、今後どの程度の強さの運動なら患者さんが安全に行えるかという運動耐容能を評価できないこと、運動負荷試験中の不整脈の出現や心電図の虚血性変化、血圧、脈拍数の変動を把握できないことと

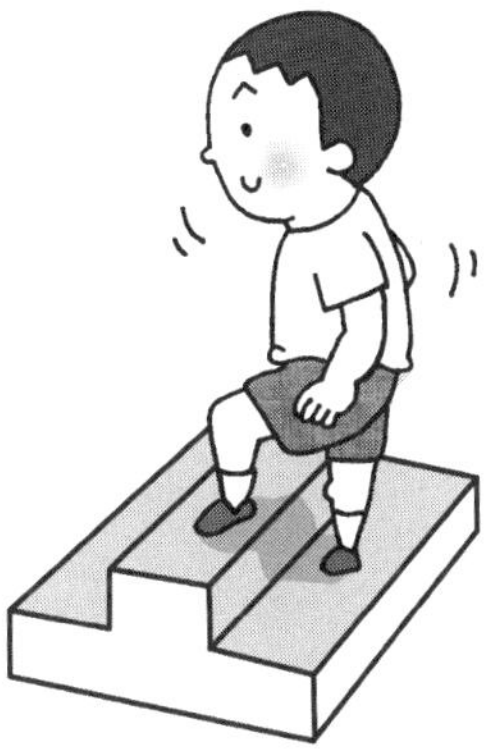

図2：マスター試験

いった弱点があり、私はこのマスター試験を採用していません。日本循環器学会などが出している『慢性冠動脈疾患診断ガイドライン』でも、危険性の高い患者さんにはこのマスター試験は行わないようにとコメントされています。

虚血性心疾患に至る危険因子は今回記載した高血圧以外には、糖尿病、脂質異常症、喫煙、ストレスなどが挙げられます。そして、こういった危険因子を適切に管理することで、虚血性心疾患の発生数を半分以上減らすことは可能だと報告されています。なお、加齢や遺伝傾向への配慮も忘れてはなりません。家族に虚血性心疾患の既往がある場合には特に注意が必要です。当クリニックにも父親、兄弟二人が急性心筋梗塞症を発症した方がおり、慎重に高血圧や脂質異常の治療を続けています。高血圧がきちんとコントロールされているからといって安心していてはならず、他の危険因子にも注意する必要があります。

そして、日常生活における胸部症状に関しては、かかりつけ医にきちんと伝え、虚血性心疾患の前兆を見逃さないようにしなければなりません。血圧がきれいにコントロールできていても、出現する胸部症状を見逃してはならないのです。

# 7. 胸部大動脈瘤

## 胸部大動脈瘤とはどんな病気だろう？

胸部の大動脈とは胸の中にあって、心臓から全身に向かって血液を送り出す太い血管をいいます。頸動脈狭窄症の際にも胸部の動脈に関して記載しました。復習で少し言い方を変えてみます。胸部大動脈の構成を図１に示しました。心臓からすぐ頭のほうに向かって出たところの動脈を上行大動脈といいます。クルッと回って１８０度方向転換し下半身方向に向かう部分が弓部大動脈です。そこから

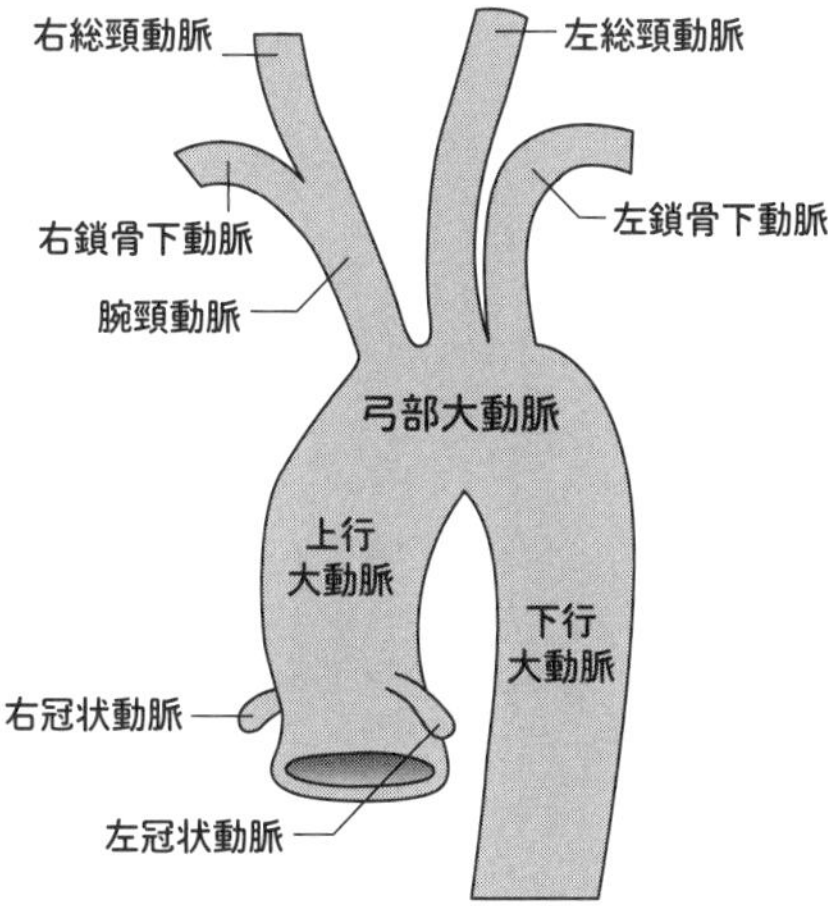


図1：胸部大動脈の模式図

さらに足のほうに向かって胸の中を進むのが下行大動脈です。

胸部大動脈瘤はこれらのどの部分にできるかわかりません。動脈瘤が疑われると胸部CT検査を行い、動脈瘤の大きさにより、手術が必要かどうか、または経過観察でよいかを判断します。この胸部大動脈瘤も破裂しかかるまで自覚症状はまずありません。弓部大動脈瘤の場合には動脈瘤の位置によって、声が嗄《か》れてくるという症状がでてくることがあり得ますが、頻度はあまり高くありません。胸部の大動脈瘤は普段の胸部レントゲン写真や、肺の病気などの確認で胸部CT撮影をすることで発見されています。当院でも高血圧症の方に対しては1年に1回の割合で、胸部レントゲン写真を撮影していますが、そのような方法で発見された胸部大動脈瘤の方を以下に記します。

**①定期的な胸部レントゲン写真で発見された胸部大動脈瘤の男性**

現在90歳近い男性です。75歳の時に当クリニックを受診されました。それまで他院で高血圧、慢性気管支炎などで治療を受けていたのですが、血圧や症状がうまくコントロールできないとして転院されてきました。

　基礎に閉塞型肥大型心筋症という心臓の筋肉が厚くなり、心臓内部の左心室に狭くなった部分ができてしまう特徴的な疾患が存在することがわかりました。その疾患に対しても薬剤で治療し、病状は安定してきました。血圧のコントロールは薬剤だけではなく、管理栄養士との食事相談も加え、家庭血圧は１３０㎜Ｈｇ前後と、この年齢の方にとってはきれいにコントロールできていました。

　定期的な心電図検査や心臓超音波検査、また毎年の胸部レントゲン写真を撮影して経過をみていたのですが、全く問題はあり

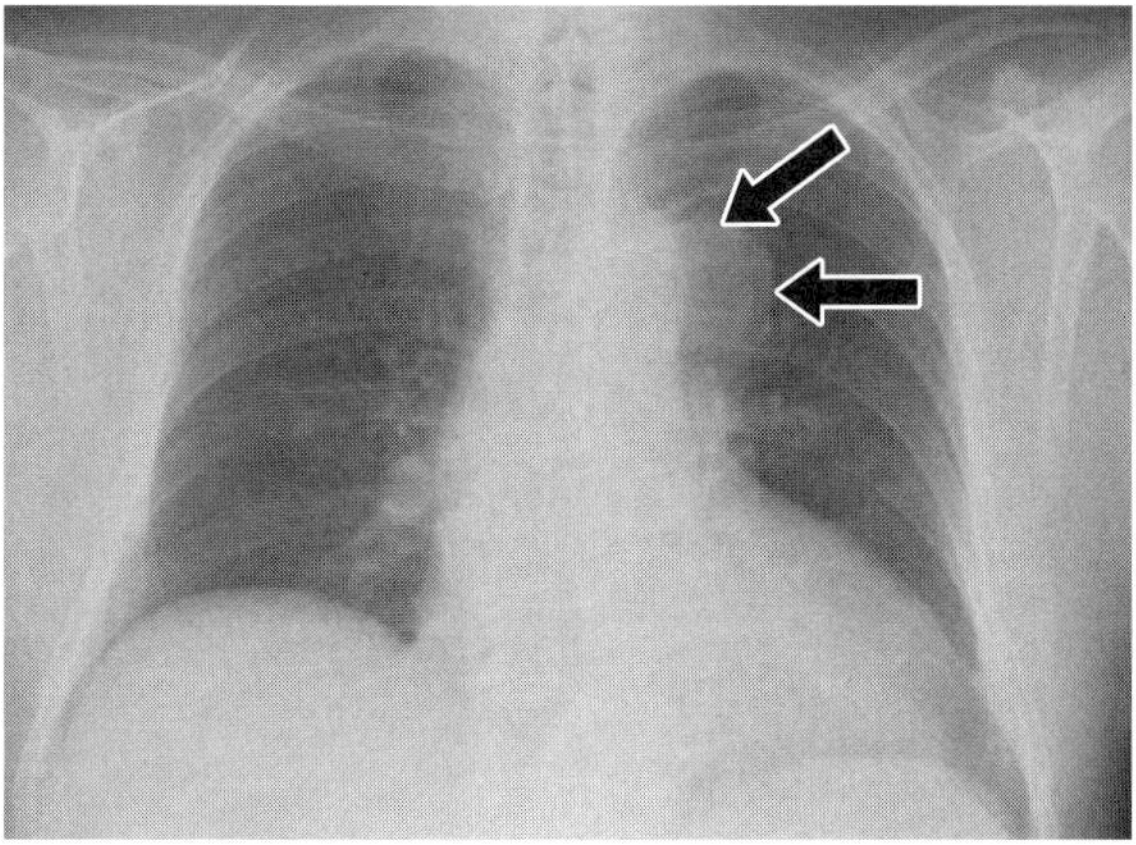
写真1：胸部大動脈瘤

ませんでした。しかし、80代前半の時の胸部レントゲン写真で、写真1のように弓部大動脈の終わり部分の外側にコブが飛び出したような陰影（腫瘤陰影）を確認しました。前年までの胸部レントゲン写真では全く異常はありませんでした。このため、胸部大動脈瘤を疑い急性期病院に紹介したところ「急速に拡大した胸部大動脈瘤で手術が必要」との連絡がありました。ご本人は少し迷われましたが、破裂したら急死するし、現在の心臓血管外科手術では十分安全に救命できるので大丈夫と説明し、手術を受けてもらいました。上行大動脈から弓部大動脈のすべてを人工血管に置き換える手術を受けましたが、無事退院されました。

手術前も自覚症状は全くありませんでしたが、定期的な胸部レントゲン写真で発見された胸部大動脈瘤でした。胸部レントゲン写真を撮影していなければ気づかずに破裂死するところでした。

この方には後日譚があり、術後の定期的なCT検査で腹部大動脈が次第に拡張してくることが確認されました。初回手術から5年後には腹部大動脈径が46㎜まで拡大し、その拡張スピードが速かったため、80代後半でカテーテルによるステントグラフト内挿術を受け、腹部大動脈瘤への治療も成功しました。２０２３年には90歳目前になっていますが、にこやかに、お元気に通院されています。

**②定期的な胸部レントゲン検査で胸部大動脈瘤の拡大を確認し、手術治療を受けた男性**

30代後半で大動脈弁置換術を受けた男性です。その当時から少し上行大動脈に拡大傾向はありましたが、初回手術時にはその部分を同時に手術するほどは大きくなかったため、そのまま経過観察としていました。

手術後はずっと私が診療を続けてきました。経過中に高血圧も合併しましたが、降圧剤が必要な時期は1年未満で、その後は降圧剤は中止してもきれい

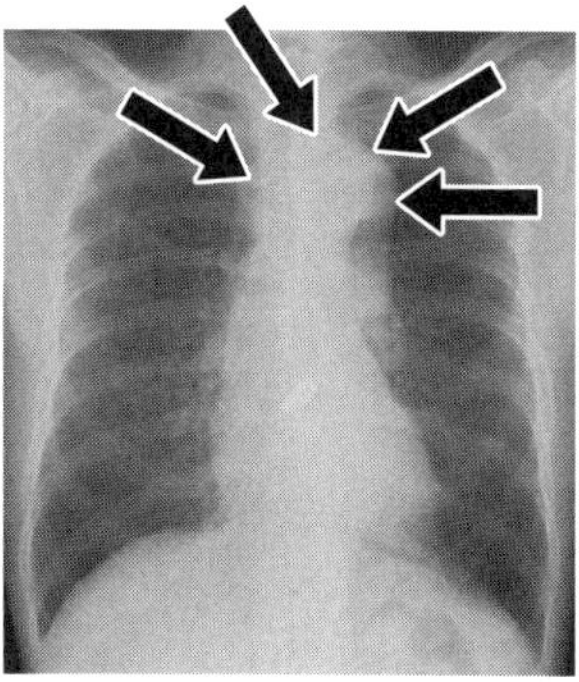

写真3：胸部大動脈瘤

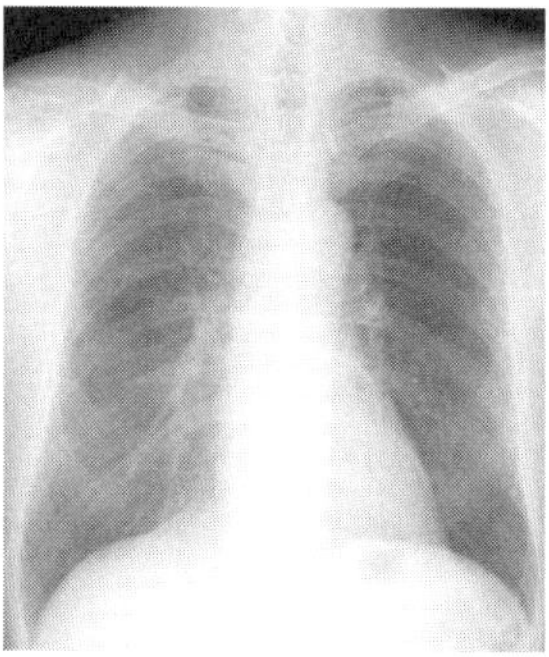

写真2：著者の胸部レントゲン写真

な血圧でした。毎年の胸部レントゲン写真で上行大動脈の太さを確認し、変化が明らかなときには胸部ＣＴ検査を行いました。また、他院で肺の精査のために胸部ＣＴを撮影することもあり、その結果も確認していました。しかし70代前半の胸部レントゲン写真で前ページの写真３のように、上行～弓部大動脈の明らかな拡大傾向が見られました。比較するために私の胸部レントゲン写真（写真２）を横に置いてみました。患者さんの矢印部分の血管が、私の写真の部位と比較すると拡大していることが分かると思います。この異常所見を確認したため、胸部ＣＴ検査を依頼しました。その結果、上行大動脈～弓部大動脈径が50㎜を超えており、手術適応と判定されました。このため急性期病院で上行弓部大動脈瘤切除人工血管置換術が行われ、無事退院されました。

この男性も自覚症状は皆無の状態でしたが、放置して上行～弓部大動脈瘤が破裂すると死亡するのは明らかでした。高血圧の経過観察で、自覚症状がないから大丈夫と自己判断してはなりません。胸部レントゲン写真での定期的な評価が必要です。

## 胸部大動脈瘤を見逃さないために

胸部大動脈瘤の見逃しを避けるため、1年に1回の胸部レントゲン検査を行っています。しかし、放射線被ばくが心配なので受けたくありませんという方が時にいます。

『日本原子力文化財団原子力エネルギー図面集』によると、一人の日本人の年間被ばく線量は2・1ミリシーベルトとされています。胸部レントゲン検査を受けた時の被ばく線量は0・06ミリシーベルトであり、ごく微量の放射線被ばく線量であることがわかります。

文部科学省、科学技術・学術政策局の放射線安全規制検討会の報告では、航空機乗務員の宇宙線による被ばく線量は、航空機に年間1000時間乗務した場合は約5ミリシーベ

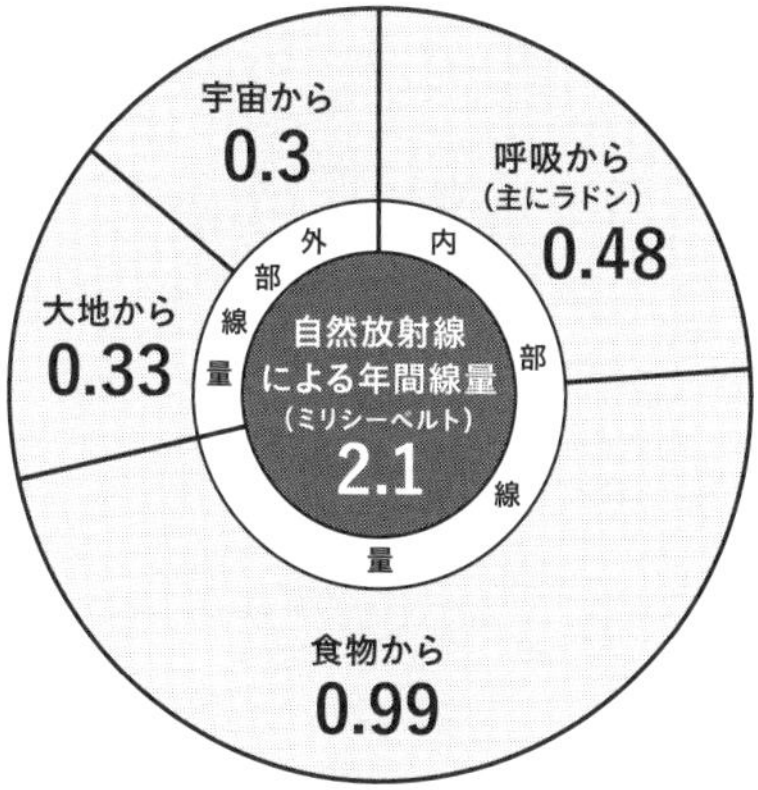


『日本原子力文化財団原子力エネルギー図面集』から引用

ルトとされています。我々一般人が欧州まで12時間のフライトで移動したとすると、1000÷12＝83・3ですので、12時間の飛行では5÷83・3＝0・06ミリシーベルトになり、胸部レントゲン写真を1枚撮影したのと同じ被ばく線量になります。1年に1回程度の胸部レントゲン検査では放射線被ばくを気にすることはなく、高血圧で治療を受けている方はかかりつけ医で1年に1回は検査を受けるようにしてください。胸部大動脈瘤だけではなく、肺がん、間質性肺炎、肺気腫などが発見されることもあります。

因みに当クリニックで発見された胸部大動脈瘤は男性49名、女性38名です。これらの方々の中には胸部レントゲン写真や胸部CT検査で経過観察している方、また手術を受けられた方が混在しています。思ったより胸部大動脈瘤の患者数が多いと感じられるのではないでしょうか？　高血圧で治療中の方は、この病気を見逃してはならないのです。

# 8．高血圧性心不全

## 高血圧性心不全とはどんな病気だろう？

心不全という名称はよく聞いたことがあると思います。著名人の死亡広告で、死因が「心不全」と記載されていることがよくあります。辞書には「心臓の機能が低下した状態」と説明されていますが、漠然としていてよく分かりませんね。「心不全って心臓が止まる病気ですか？」と問われることがありますが、そうではありません。

心不全診療に関しては、日本循環器学会と日本心不全学会が合同で、医師を対象にしたガイドラインを出しています。その中に一般の方々向けの心不全の定義として、次のように記載しています。「心不全とは、心臓が悪いために、息切れやむくみが起こり、だんだん悪くなり、生命を縮める病気です」、これで少しは分かりやすくなったでしょうか？

日本人の死因別死亡総数の第1位はがんですが、二番目が心疾患です。そして、その心疾患の中でもっとも死亡数が多いのはこの心不全なのです。このことに気づいていない方が多いと思います。

## 心不全の原因

心不全での死に注意しなければなりませんが、どのような病気から心不全が発生するかといえば、次のような疾患が挙げられます。

①心筋の異常：心臓の筋肉が損傷される心筋梗塞、肥大型心筋症や拡張型心筋症などの心筋疾患、心臓に炎症が発生する心筋炎など。

②血行動態の異常：心臓は血液を全身に送り出します。その際には血液を送り出す圧力や血液の流れる速さ、血管の収縮や拡張などが相互に影響しながら、私たちの血液循環は維持されています。これを血行動態と呼んでいますが、そういった仕組みに異常が生じると心不全が発生します。具体的に言うと第2章で記載した大動脈弁膜症や僧帽弁膜症などの心臓弁膜症、先天性心疾患。さらには種々の不整脈で心不全が発生します。

そして高血圧も血行動態に異常をもたらすため、心不全発症の原因になります。「えっ！　高血圧でも心不全になるの？」と思われた方も多いのではないでしょうか。心不全の原因として高血圧があると知っている方は非常に少ないです。しかし、高血圧の経過中に心不全が発症してしまうことがあります。それでは、なぜ高血圧が心不全を誘発するのか説明します。

## 高血圧で心不全になる仕組み

高血圧が長年続いていると、全身の動脈に内側から強い圧力がかかるため、動脈硬化が進行し、次第に動脈の壁が厚く硬くなります。そうなると心臓は血液を全身に送るため、厚く硬い動脈の圧力に負けぬように、心筋はより高い圧力で血液を送り出そうとします。筋トレで腕立て伏せをしていると上半身の筋肉が増えてきますね。それと同様で、心臓が終始強い力で収縮を繰り返していると、心筋が厚くなってきます。

高血圧による左室の筋肉が厚くなる状態は左室肥大と呼ばれていますが、医学的に詳しく言うと求心性左室肥大と呼ばれています。これは左室の筋肉が外側に向かって厚くなるのではなく、左室の内側に向かって厚くなることをいいます。このため、左室の容積、つまり左室内腔が狭くなってきます。そして、心筋そのものが厚くなるだけではなく、心筋の壁に内側から加わる圧力をやわらげるため、高血圧が続くと心筋層の間に線維成分が増えてきます。長年続いた高血圧によって、このような微細な変化が心筋に生じているとは、高血圧の方も思ってもいないことでしょう。そして、このような病変が密やかに進行していても、自覚症状は全くと言っていいほどありません。しかし、このような心筋変化が強くなると、次のような事態に至ります。

心室は収縮して血液を送り出した後は、拡張して次の血液を受け入れなければなりません。しかし、心筋が厚くなり、かつ左室内腔が狭くなっているため、左心房から左心室に入れるスペースが少なくなってしまいます。また心筋が厚くなると、心室が拡張するスピードが落ちてきます。このことを心筋の拡張障害と呼んでいます。そして心筋は厚くなるだけではなく心筋層の間の線維成分も増えてしまうため、心筋の機能を更に損なうことになります。このような心筋の拡張障害が発生すると、肺で酸素化されたきれいな血液が肺から左心房、続いて左心室に流れ込もうとしても、左心室の膨らみが遅いため、一定の時間内に左心室に入れる血液が少なくなってしまいます。このようになると血液が肺に残ってしまうため、肺の機能が低下して息切れが生じたり、夜間横になって寝ていると息苦しくなり、座ったほうが楽になるということも生じます。こういった症状は心不全によって引き起こされているのです。高血圧による求心性左室肥大が生じると心筋のしなやかさが衰えます。

高血圧による求心性左室肥大が生じた状態になって生活していても、特に自覚症状の無い方がほとんどです。しかし、肉体的、精神的な負担がかかって交感神経の緊張状態になると、動脈はさらに収縮するため血圧が上昇します。そうなると左心室はもっと強い圧力で収縮しなければならず、左心室の負担が増してしまいます。また交感神経の緊張状態になると、毛細血管や静脈も収縮するため、下半身などに溜まっていた静脈血が普段より多く心臓に返ってきます。こういった事態になると心臓の負担がさらに強くなり、もともと精いっぱい頑張っていた心臓は必要な血液を全身に送ることができず、心不全を発症してしまいます。

これが高血圧性心不全の発症の仕組みです。高血圧によって左室心筋の肉厚状態、左室内腔の狭小化を作り出してしまったら、心不全が発症してしまいます。「適正血圧は年齢＋90」などという世迷言《よまいごと》に騙されてはなりません。高血圧で治療中の方は、心電図や心臓の超音波検査で心臓の状態を評価していくことが必要です。

### ①高血圧性心不全を発症した女性

80代後半の女性です。70代前半に高血圧の治療を希望して受診されました。少量の降圧剤できれいに家庭血圧はコントロールでき、積極的に国内外への旅行をする活発な方でした。しかし加齢に伴う血圧上昇に対して降圧剤の増量を望まず、やや高い家庭血圧が続きました。80代後半になり、じっとしていても胸苦しいと訴えて受診しています。

体重は2kg増加し、両足に浮腫がありました。胸部レントゲン写真では心臓の大きさが少し拡大していました。心臓超音波検査を施行すると心筋の軽度肥大があり、心臓の収縮力はやや低下していました。心機能が低下した時に上昇するNT-pro BNPという値も高くなっており、典型的な高血圧性心不全でした。利尿剤や心臓を保護する降圧剤を使用し、1カ月ほどで体重は元に戻り、症状も消失しました。以後、年齢相応の家庭血圧にコントロールし、心不全関連の自覚症状はなく元気に生活されています。
しかし、一度心不全を発症した人は再発の危険性があり、慎重に経過をみています。

## ②高血圧性心不全を発症した男性

80代前半の男性です。60代半ばで当クリニックを受診し、息苦しいと訴えました。受診の5年前に両側の眼底出血を発症し、その時高血圧を指摘され、内服治療が開始されていました。しかし、病院は好きではないとのことで、治療は中断してそのままにしていたそうです。当クリニック受診の２週間ほど前から軽労作で息苦しくなり、胸の痛みも自覚するようになりました。夜は横になって寝ると息苦しく、座ったまま過ごすことが多くなり、当クリニックを受診されました。

外来の血圧は２１０／１３２㎜Ｈｇもありました。診察すると、心音では心臓の機能低下を示すⅢ音が聴こえました。また、両側の肺に水が溜まった時に聴こえる水泡音という心不全特有の肺の雑音がありました。心電図では１１４／分と心拍数が非常に速く、胸部レントゲン写真では心臓がかなり拡大していました（胸部レントゲン写真で、心臓の横幅が胸の横幅の何%になるかを心胸比と言います。心胸比の正常域は40～50%ですが、この男性の心胸比は64%でした)。そして、両側肺には胸の中に水(胸水)が溜まっていました。

長い間、高血圧をコントロールできていないことによる高血圧性心不全と判断し、直ちに急性期病院に紹介しました。精査の結果、心臓超音波検査ではすでに心臓が拡大し、心臓の収縮する力(収縮率)も39%まで低下していました。また、軽度～中等度の大動脈弁閉鎖不全症も合併していて、それが心機能低下に影響したようでした。急性期病院の治療で心不全状態は改善し、心保護効果の強い降圧剤で血圧のコントロールを綿密に行い、利尿剤も追加して経過を見るという方針で退院しました。

以後当クリニックで治療を継続していますが、その後の家庭血圧は130㎜Hg前後できれいにコントロールできています。当クリニック初診後16年を経過し、現在は80代前半に達していますが、心不全の再発は全くなく安定して経過しています。

## 高血圧性心不全を避けるために

高血圧の診療中に、また高血圧を放置しておいて高血圧性心不全になるとは思っていなかったことでしょう。しかし、高血圧の合併症として心不全を発症することがあり、注意が必要です。そのきっかけになるのは長年の血圧のコントロール不良です。②の方のように、心不全の原因は、放置していた高血圧だけではなく、基礎に大動脈弁膜症が存在していたのですが、病院嫌いとのことで、その発見が遅れました。高血圧の方にはいろいろな疾患が合併していることがあり、それを医師がきちんと評価していく必要があるのです。薬をもらってくるだけの高血圧診療ではそれらが見逃されます。

そして、この高血圧性心不全を避けるためには、血圧がコントロールできていても、高血圧による左室肥大の有無を確認していく必要があります。医師が左室肥大に気づく最初のきっかけは安静時心電図です。心電図変化が生じたときには、心臓超音波検査で評価します。

高血圧による求心性左室肥大が生じている方が、何らかのストレスによる急激な血圧上昇があったりすると、それをきっかけに心不全症状が生じることがあります。「簡単なことで血圧が下がった！」「もう、高血圧は大丈夫。家庭血圧も測らない！」といった高血圧への態度は極めて危険です。「薬をやめたくなった時がやめ時」と勧める団体もありますが、高血圧合併症の危険性に気づいていないのでしょう。高血圧は全身病です。ゆめゆめ「年齢＋90の血圧でよい」という迷信に惑わされないことです。そして、薬をもらうだけの高血圧診療はダメで、医師の診察がどうしても必要なのです。

# 9. 高血圧性腎硬化症

## 高血圧性腎硬化症とはどんな病気だろう？

高血圧の合併症の一つとして忘れてはならないのが高血圧性腎硬化症です。メディアでもほとんど取り上げられず、この病名をご存じの方は少ないことでしょう。しかし、慢性腎臓病という病名は聞いたことがあるかもしれません。慢性腎臓病とは腎臓の機能が低下したり、尿の中にタンパクが出たりする状態の総称です。そしてその慢性腎臓病の中には代表的な3つの疾患があります。一つは糖尿病が原因で腎機能が低下する糖尿病性腎症。二つ目は高血圧に加齢が加わって腎機能が低下する高血圧性腎硬化症。今回のテーマです。最後が腎臓の中の糸球体という部分に免疫異常や慢性的な炎症が続くことにより、腎機能が低下する慢性糸球体腎炎です。

最初に腎機能に関して簡単に説明します。私たちには左右に一つずつの腎臓がありま す。そして一つの腎臓には、毛細血管が糸球のように集まった糸球体という組織が約1

００万個存在しています。１６９ページの図１をご覧ください。この糸球体の大きさは０・１～０・２㎜という非常に小さいものですが、血液中の老廃物や塩分を濾過して尿として体外に除去し、我々の生命維持に重要な役目を果たしています。

この糸球体に長い間炎症が発生して、腎機能が低下するのが慢性糸球体腎炎です。また、糖尿病のコントロールが不良で、長い間高い血糖値が続いていると、糸球体毛細血管の動脈硬化が進行し、糸球体が目詰まりを起こします。そうなると糸球体毛細血管の機能が低下し、老廃物や塩分を濾過する機能がダメになったり、逆に血液中の大事なタンパク質を垂れ流しにしてしまいます。そういった異常が生じると、身体の維持が困難になります。このような状態を糖尿病性腎症といいます。

それでは今回のテーマである高血圧性腎硬化症とはどういう病態かを説明します。高血圧や加齢による動脈硬化は脳や心臓だけではなく、全身の動脈に及びます。そして、この動脈硬化が糸球体の毛細血管を含めた腎臓の血管に波及すると、腎臓の血管の壁が厚くなって内腔を狭めてしまうため、腎臓が受け取る血液量が少なくなってしまいます。そういった仕組みで腎臓の機能が障害されてしまう状態を高血圧性腎硬化症と呼んでいます。

そして、高血圧性腎硬化症が進行すると腎臓だけの病気では済まず、狭心症や心筋梗塞などの心臓血管疾患の発症も増加することが分かっており、全身への配慮も必要になります。また、狭心症や下肢閉塞性動脈硬化症の場合には、日常生活でそれぞれ特有の症状が生じて気づくことがあります。しかし、高血圧性腎硬化症では末期腎不全になるまで、ほとんどといってよいほど自覚症状が現れません。ですから、高血圧の治療を受けていて、自覚症状は何もないからといって、採血検査や検尿などを受けなければ、この高血圧性腎硬化症は見逃されてしまう危険性があります。高血圧性腎硬化症の放置は極めて危険であり、早期に確認して慎重に経過観察をしなければなりません。以下に高血圧性腎硬化症が見逃され、血液透析直前の方を提示します。なお、２０２１年の時点では慢性血液透析に至る基礎疾患の第１位は糖尿病性腎症、第２位が高血圧性腎硬化症、第３位が慢性糸球体腎炎になっています。

## ①高血圧性腎硬化症を見逃された女性

現在70代前半の女性です。54歳の時に自宅でたまたま計測した血圧が２２０㎜Ｈｇもあり、すぐに近くの医院を受診しています。高血圧と診断され、降圧剤が処方されました。60歳になった頃、胸に差し込むような痛みが生じたため他の病院で検査を受け、左室肥大、狭心症と診断され、内服治療が追加されました。その後、数年間は症状もなく安定していたようですが、63歳になった頃、家事労働をすると気分が悪く、左胸に違和感が続くとして当クリニックを受診されました。

受診時の外来の血圧は１７０／98㎜Ｈｇと高い状態でした。左胸の違和感という症状は、高血圧の治療が十分でなかったことによると推測しました。身長１５３・２㎝、体重63・１㎏、ＢＭＩ26・９で肥満傾向もありました。心電図では高血圧による左心室への強い負担を示す所見がありましたが、心臓の超音波検査では幸い軽度の大動脈弁狭窄症があるだけでした。以前の病院で狭心症との診断がなされていましたが、その時の胸痛は左胸全体の痛みではなく、１カ所だけのピンポイントの痛みだったようで、積極的に狭心症を疑う症状ではありませんでした。

いつものように家庭血圧の計測方法を説明し、これまでの降圧剤を調整して血圧の推移を観察することにしました。次回受診時には管理栄養士との食事相談も行いましょうと伝え、お帰りいただきました。

幸い、こういった治療方針に反応し、３カ月後には家庭血圧は１３０／80㎜Ｈg、半年後には家庭血圧はほぼ１２０㎜Ｈg台に維持でき、受診当初認められた尿蛋白も陰性になりました。しかし来院前の前医の採血検査では腎機能の指標となるｅＧＦＲ（推算糸球体濾過量：１６８ページ参照）が39・３（㎖／分／１・73㎡）で、腎機能は中等度から高度の強い低下になっていることがわかりました。しかし、本人は腎機能低下に関しては全く気づいていませんでした。この状態が高血圧性腎硬化症なのです。

| | | | |
|---|---|---|---|
| GFR区分<br>(㎖/分/1.73㎡) | G1 | 正常または高値 | ≧90 |
| | G2 | 正常または軽度低下 | 60～89 |
| | G3a | 軽度～中等度低下 | 45～59 |
| | G3b | 中等度～高度低下 | 30～44 |
| | G4 | 高度低下 | 15～29 |
| | G5 | 末期腎不全 | <15 |

表1：慢性腎臓病の重症度分類から一部抜粋して作成

腎機能低下はどのように判定されているか、日本腎臓学会が発行している『CKD（慢性腎臓病）診療ガイドライン2023』からその分類（表1）を前ページに転載しておきます。この方のeGFRがどの程度悪いものか、お分かりいただけると思います。

将来の血液透析を避けるため、徹底し継続した血圧管理が必要と説明し、治療を続けました。しかし、血圧はほぼ120㎜Hg台にきれいにコントロールできていたのですが、残念ながら少しずつ腎機能の低下が進んでしまいました。このため、67歳の時に急性期病院の腎臓内科に紹介しました。その時の専門医は次のような返事を送ってくれました。「診断は高血圧に伴う腎硬化症。超音波検査では両側の腎臓がすでに萎縮して小さくなっている。これまでの治療そのものは適切である。食事療法、降圧療法を徹底して、腎機能の悪化がコントロールできないようなら再度紹介を」とのことでした。

その後もその方針で治療を続けましたが、残念ながら経年的に腎機能の悪化が進み、eGFRが20・8に低下したため、再度腎臓内科に紹介しました。その頃には腎機能保護のための効果的な薬剤が利用できるようになっており、その薬剤が開始されました。

腎機能の低下は強く血液透析への移行の心配はあるのですが、一定のレベルで腎機能は維持できており、慎重に経過をみています。

この方には当クリニック初診時に「コントロールできていない高血圧によって腎機能が低下しています」と伝えましたが、当初はその深刻な意味合いを十分理解しきれなかったようでした。自覚症状が何もないため、一般の方としては当然の反応なのでしょう。将来を見据えると高率で血液透析になりそうであり、私はなんとかそれを避けようとしました。しかし私の力が及ばず、血液透析に向かって進んでしまいました。この方のように当クリニック受診前の血圧コントロールが不良でも、高血圧性腎硬化症による自覚症状は皆無でした。高血圧の治療を受けていて、自覚症状が何もないからといって、「私は大丈夫」と思ってしまってはダメなのです。血圧コントロールが十分でなければこのような高血圧に伴う腎硬化症が密やかに発生し、血液透析のほうに進んでしまいます。

高血圧性腎硬化症は高血圧による恐ろしい合併症の一つなのです。血液透析を避けるためにも血圧の管理をきちんとしなければなりません。「血圧は年齢＋90でよい」などという戯言《ざれごと》を、ゆめゆめ信じないでください。

## ②高血圧性腎硬化症の出現を無視された女性

66歳の時に当クリニックを受診された女性です。脈拍数が急に220／分ほどに上昇し、苦しくなると訴えました。当クリニックを受診するまでに数回の頻脈発作があり、その時の心電図を確認しましたが、発作性上室性頻拍症という循環器の病気でした。この病気は突然脈拍が速くなり、そして突然それが治まってしまうという面倒な不整脈です。頻脈の持続時間はバラバラで、数秒で収まる時もあれば、数日持続してしまうこともあります。この病気に対してはカテーテルアブレーションという方法でほぼ100％治癒させることができるため、その方法を勧めたのですが希望されず、内服治療でと望まれました。このため薬剤での治療を開始し、幸いなことにその後は脈が速くなる発作が生じても、薬剤でコントロールすることができました。

しかし、この方が初めて外来受診された時には血圧が168／98㎜Hgもありました。かかりつけ医で高血圧の治療を受けていたのですが、全くコントロールできていない状態でした。このため家庭血圧の計測方法を説明し、その結果を確認することにしました。いつものように看護師が家庭血圧の正しい計測方法を説明し、管理栄養士との食事相談も勧めました。持参された他院での採血検査結果を確認すると、非常に強い腎機能低下が認められました。ｅＧＦＲ（推算糸球体濾過量）が29・８しかありませんでした。１59ページの表１をご覧ください。これは腎機能の高度低下状態なのです。家庭血圧の計測結果を確認すると、１５０～１６０㎜Ｈｇを示し、全くコントロールできていませんでした。この血圧では将来腎機能の低下が進み、最悪の場合には血液透析になります。かかりつけ医で血圧のコントロールをもっと綿密にしてもらうようにと伝え、家庭血圧の計測結果をかかりつけ医に見てもらうよう説明しました。

後日来院されたときに「担当の先生との話し合いで、どうなりましたか？」と尋ねると「そのくらいの血圧なら心配はない」と説明されたとのことで、私は唖然としました。かかりつけ医は自宅近くであり、風邪などを引いた時のために通院は続けたいと言われ、当クリニックへの転院は希望されませんでした。

当クリニックでは不整脈治療を継続しながら、管理栄養士とも面談を続けましたが、高い血圧は続き、腎機能は次第に低下してしまいました。初診後5年にはeGFRは16・1にまで低下したため、かかりつけ医から腎臓内科に紹介してもらうようにと伝えました。しかし、かかりつけ医からは「その必要はない」と説明されてしまいました。腎機能の状態評価に対して、かかりつけ医があまりにも注意を払わないため「このままでは早期に血液透析に進んでしまうので、高血圧も私が診療するから」と強く説得して了解を得ました。その後、家庭血圧を徐々に下げ、120〜130㎜Hg前後にコントロールできたため、腎臓専門医に紹介しました。その返事は次のようなものでした。「血液透析にはまだ時間的余裕があります。治療は今のままでよいですが、採血検査、尿検査を行いながら、腎機能や全身状態の悪化があれば紹介をしてください」この方針で、定期的な検査をしながら経過をみていますが、私が高血圧治療を担当して5年目の採血検査ではeGFRは10・5まで低下しており、血液透析間近になっています。しかし自覚症状は全くありません。自覚症状の有無で自分が受けている高血圧診療の適否を判断することは、大きな間違いであることがわかります。高血圧診療を受けている場合には、ご自分の腎機能に関しても十分ご留意ください。

## ③長年勤務した医療施設の健診採血項目に腎機能検査がなく、退職してから当クリニックでの血液検査で高血圧性腎硬化症が発見された女性

とある医療施設に勤務する60代半ばの女性でした。近くの医院で高血圧を指摘され、降圧剤を処方されていたのですが、胸の痛みや心臓が震えるような違和感が続きました。かかりつけ医に相談しても改善しないとして、当クリニックを受診されました。身長１４６㎝、体重49㎏、ＢＭＩ23・０という方で、体格には全く問題はありませんでした。外来受診時の血圧は１６８／98㎜Ｈｇと高く、血圧のコントロールはできていませんでした。心臓の音を聴くと、大動脈弁の逆流音が聴かれました。このため、心臓の超音波検査を施行したのですが、軽度から中等度の大動脈弁逆流を確認しました。

この方の自覚症状は、コントロールできていない高血圧に大動脈弁逆流が合併しての症状と判断しました。このように説明したところ、今後は当クリニックでの診療をと希望されました。いつものように看護師が家庭血圧の計測方法を説明し、管理栄養士との食事相談を勧めました。初回の食事相談の後、彼女は次のように感想を述べてくれました。「私が食べている食事に、こんなにも塩分が含まれているとは思ってもいませんで

した」

当初の３カ月間は毎月１回の食事相談を行い、その後は年に１回の食事相談を続けました。降圧剤も調整し、家庭血圧は１２０㎜Ｈｇ台へときれいにコントロールできて、当初の症状も消失しました。

この女性は医療施設に勤務していたため、毎年職場で健診を受けていました。職場や健診施設で定期的な採血検査を受けている方に対しては、当クリニックでは採血検査は施行していません。その健診結果を持参してもらい、それを確認して電子カルテに入力しています。彼女が毎年持参される採血検査項目では、軽度の貧血があるのみで、他には問題はなくきれいな結果でした。

この女性は70歳で退職されたため、それ以降は当クリニックでの採血検査に移行しました。初めて当クリニックで採血検査を行うと、腎機能の指標となるｅＧＦＲは35・7しかありませんでした。中等度から高度の腎機能低下状態になっていたのです。驚いて過去の職場健診採血検査結果を見直してみると、腎機能評価の項目はずっとありませんでした。職場健診の採血項目では軽度の貧血があるだけで、他の項目はすべて正常でしたので、私が気づかなかったのです。医療施設に勤務する職員の健診項目に、腎機能評価が含まれていないとは思ってもいませんでした。その後、腎機能低下に伴う貧血が悪化しはじめたため、そのことへの対応が必要になりました。将来の血液透析を避けるため、慎重に経過をみています。なお、こういった経過中に、腎機能低下に伴う自覚症状や診察での異常所見は全くありませんでした。血液検査をしなければ、腎機能低下という異常はわからないのです。

この女性の問題に気づいて、普通の会社や他の医療施設の健診項目を注意して見てみると、腎機能評価の採血項目が含まれていない施設や、採血検査項目が極端に少ない施設がありました。そんな事例を発見した時には「普段受けている健診の項目が少なすぎるので、健診の半年後に当クリニックで採血検査を行いましょう」と伝えるようにしています。勤務する職員の健康を守るためには、健診費用を出し渋ったりせず、腎機能評価をはじめとして全般的な評価を確実に行わなければならないと思います。

## コラム　eGFR（推算糸球体濾過量）とは

前述しましたように、私たちの腎臓の内部には糸球体という次ページの図1のような仕組みが、左右の腎臓にそれぞれ約100万個存在することが分かっています。

その糸球体では輸入細動脈と名づけられている細い動脈が、糸球体内の毛細血管に血液を流しています。そしてその毛細血管の壁から老廃物や塩分などが濾過されて、尿の原料となります。糸球体を通り過ぎた血液は輸出細動脈から静脈のほうに帰っていきます。この糸球体で血液を濾過できる量を糸球体濾過量といい、腎機能の指標になります。ただ、この糸球体濾過量を正確に計測することは困難なため、血液中のクレアチニンという物質の濃度と性別、年齢を指標として推算した糸球体濾過量のことをeGFR（推算糸球体濾過量：estimated Glomerular Filtration Rate）と呼んでいます。腎機能の評価や推移を確認するために日常臨床でよく使用されています。なお、採血検査で腎機能の指標としてクレアチニンだけしか見ていない人はeGFRに注目してください。クレアチニンの血中濃度は、その人の筋肉量や年齢にも影響を受けます。筋肉量が多い人は、同じ腎機能を持つ場合でも、クレアチニンの値が高くなる傾向があります。ですから、単にクレアチニンの値を見るだけでは、腎機能を正しく評価できないのです。

医師から採血検査結果をもらったときには、クレアチニン数値の前後にeGFRの値が併記されていることが多いです。しかし、それが見当たらない場合は、次の方法でeGFRを計算式で簡単に出すことができます。まず、インターネットで「日本腎臓学会」と入力して日本腎臓学会のホームページを開いてください。その後、「一般のみなさまへ」→「腎臓の病気について調べる」→「腎機能測定ツール」と開いていくと、eGFRの測定式が表示されますので、年齢、性別、クレアチニンの値を入力してください。そうするとあなたのeGFRが計算され、それがどの程度の腎機能レベルになるかが、その下の画面から判断できます。ぜひお試しください。

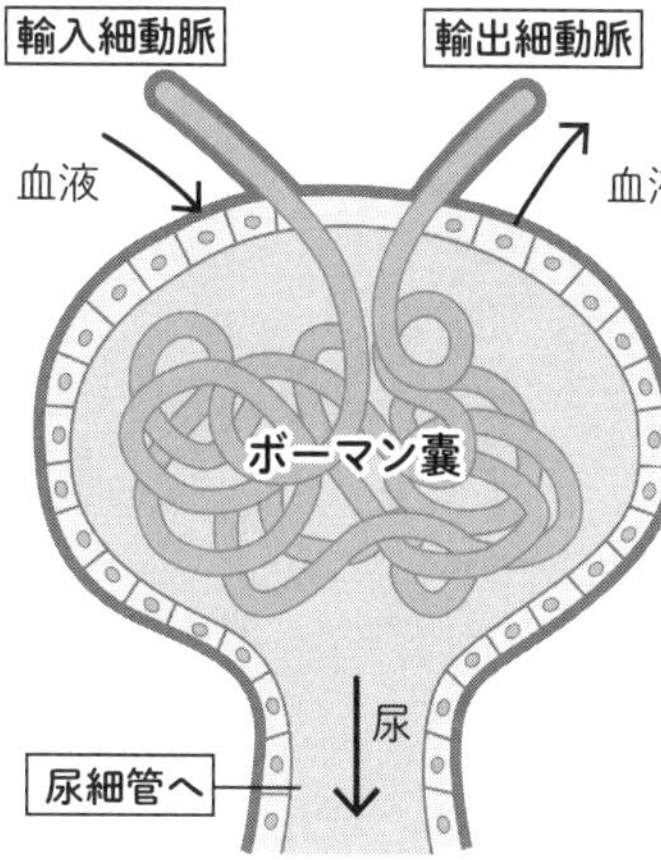

図1：腎臓の糸球体

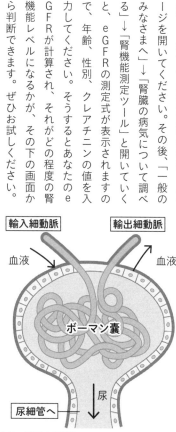

# 第３章

# 家庭血圧の正しい測り方

## 家庭血圧を正しく測っていますか？

高血圧に対しては家庭血圧を正しく測らなければならないのですが、残念ながらほとんどそれができていないのが現状です。

次のような方がいました。70代女性です。40年前から高血圧と診断され、降圧剤を服用してきましたが、血圧の変動が大きいとして当院を受診しています。これまでの主治医は2種類の降圧剤（アムロジピン5㎎とオルメサルタン20㎎）を処方していました。家庭血圧結果を見せてもらうと確かに血圧は高く、かつ大きく変動しています。そこで家庭血圧計を持参してもらい、看護師が確認すると、血圧計は通常の製品でしたが、腕に巻くカフ（マンシェットともいいます）を右腕に巻き、その巻き方にも規則性がない誤った状態で測っていました。昔からそのようにして家庭血圧を計測してきたとのことでした。家庭血圧計の仕組みを知らずに、右腕で血圧計測をすると血圧は高く表示されます。その仕組みを看護師が説明しました。また、管理栄養士との食事相談を繰り返して食生活の改善を行うと、この方の血圧は下がり、当初の4分の1の量まで薬を減らすことができました。この方以外にも右腕で血圧計測を行っている人は結構います。右腕で計測するときには血圧計の仕組みを理解して、それなりの工夫をしなければ正しく計測できません。後ほど詳しく説明します。

当院で高血圧治療を開始するときには、看護師が家庭血圧の計測方法を必ず説明し、血圧計測の要点を記したパンフレットをお渡しししています。しかし、しばらくすると正しい計測方法を忘れ、自己流に陥っている方が見られます。それに気づいた看護師がその都度訂正するよう患者さんに伝えています。この右腕計測だけではなく、誤った方法で血圧計測をされている方が非常に多いのです。診察室血圧よりも家庭血圧の数値のほうが、その人の今後を示す良い指標になるということは、大規模試験から明らかにされています。この章では高血圧治療の第一歩である「家庭血圧を正しく測る」ということを詳しく記載しました。正しく血圧を計測できてこそ、将来自らに起こり得る脳、心臓、血管病の予防ができます。十分気をつけてください。

## 『高血圧治療ガイドライン２０１９』に記載されている家庭血圧の計測方法

日本で医師が高血圧診療を行う時には、日本高血圧学会が発行する『高血圧治療ガイドライン』を参考にしています。このガイドラインはほぼ5年ごとに改訂されていますが、この書籍ではこの２０１９年版のガイドラインから引用して家庭血圧の計測方法を記載しました。

### ①測定環境

ガイドラインに記載されている家庭血圧の測り方の中に「測定環境」という項目があり、以下の５つが記されています。

・「静かで適当な室温の環境」
・「原則として背もたれつきの椅子に脚を組まずに座って1～2分の安静後」
・「会話を交わさない環境」
・「測定前に喫煙、飲酒、カフェインの摂取は行わない」

・「（血圧計の）カフ位置を心臓の高さに維持できる環境」

●「静かで適当な室温の環境」

特に冬季の血圧計測で起床後に布団から出て寒い部屋の中で血圧計測を行うと、確実に血圧計測値は高くなります。それを避けるようにとある女性に伝えたところ、次回の受診時に次のように答えてくれました。

「先生の指示を夫に伝えたところ、それ以降、夫が私より30分早く起きて、部屋の暖房を入れてくれるようになり、その状態で計測すると血圧が高くないことに気づきました」

なかなかこんなご主人はいないですね。このような配偶者がいないときには、血圧を計測する部屋のエアコンのタイマーを利用して、起床の30分ほど前からエアコンを作動するようにしておけばよいのです。また計測前にエアコンのスイッチを入れたり、電気ストーブをオンにしたりして部屋を暖かくしてから計測する方法でもよいでしょう。寒いからといって冬季にやぐら炬燵に入って計測する人もいましたが、足が必要以上に温められて血管が広がるため、血圧が低く計測されてしまいます。これはダメです。

夏の暑さも問題です。起きたとき暑さに辟易するような状態で血圧を計測すると高くなります。エアコンを使いましょう。また、道路工事や交通量の多い家など、非常にうるさい環境で血圧を計測すると高くなります。家庭血圧の計測は「静かで適当な室温の環境」で行う必要があります。

## ●「原則として背もたれつきの椅子に脚を組まずに座って1〜2分の安静後」

これも守られていないことが往々にしてあります。丸椅子など背もたれの無い椅子に座ると、筋肉の軽度の緊張により血圧が少し高くなると指摘されています。背もたれのある椅子にゆっくり座って家庭血圧を計測してください。脚を組んで血圧を計測すると末梢動脈からの反射波が高くなり、血圧が高く計測されてしまいます。脚は組まずに両足の裏をきちんと床面につけ、1〜2分の安静後に計測する必要があります。女性の方で、正座して家庭血圧を計測する人もいました。また横座りをして計測する人もいましたが、いずれも血圧が高く計測されてしまうのでダメです。また、会話をしなくても心配事がある状態で計測すると、高くなることがあります。

●「会話を交わさない環境」

家族内で話をしながら血圧を計測すると高い値になります。会話をしなくても、テレビなどで気になるニュースを見ながら血圧を計測すると、高くなることがあります。ロシアによるウクライナへの残虐な侵略戦争のニュースを見ていて、涙が出てとても苦しかったという方がたくさんおられました。そういったテレビの画面を見ながらの家庭血圧計測もダメです。夫婦喧嘩をしてから計測すると高かったという女性もいましたが、それも論外です。

●「測定前に喫煙、飲酒、カフェインの摂取は行わない」

タバコを吸うのは論外ですが、朝からお酒を飲む人はいないでしょう。アルコールには血管拡張作用があるため、晩酌をしてから血圧計測をすると、低い値になります。また、入浴後に家庭血圧の計測をすると、低い値になってしまいます。温熱で血管が広がるからです。夜の血圧計測に際して、晩酌し入浴してから血圧計測をするとダブルの効果で低い値になります。そのような条件下での血圧計測は避けたほうがよいです。また夕食後の血圧計測でも人によっては食後の低血圧が生じることがあり、夜の血圧測定の時間帯には留意が必要です。計測の時間帯に悩まれる方は、病状を把握しているかかりつけ医にお尋ね下さい。

また、コーヒーや紅茶などカフェインの含まれる飲料を飲んでから血圧を計測すると高くなってしまいます。それも避けてください。カフェインが交感神経を緊張させるからです。疲労回復を売り物にしている飲み物を飲んでから家庭血圧を計測すると、血圧が高くなるという患者さんがいますが、そのような製品にもカフェインが含まれているからです。一般的な飲み物でカフェインが含まれていないのは、麦茶とそば茶です。

●「（血圧計の）カフ位置を心臓の高さに維持できる環境」

背もたれのある椅子に座って、血圧計は目の前のテーブルに置きます。カフを巻いた左腕を前のテーブルに乗せ、手のひらを上にして家庭血圧を計測します。そうすると血圧計のカフの位置が心臓の高さと同じレベルになります。こういった方法が原則ですが、これまでに思いもよらぬ姿勢で血圧計測をしている人がいました。左腕を〝気をつけ〟の姿勢にし、体の側面に垂らして計測していた人、左腕の肘関節を90度に曲げ、「よーいドン」のように腕をL字型にして計測していた人がいました。このようにするとカフの高さが心臓より低くなるため、高い値が計測されてしまいます。左腕は手のひらを上にし、まっすぐに伸ばしてテーブルの上に置いて計測しなければなりません。また、カフが肘関節にかかると計測値は高くなるため、カフは肘にかからないように巻きます。

## ②測定条件

この項目にもあやふやさが潜んでいて問題です。正しい家庭血圧計測に至らない事柄がたくさんあります。

**必須条件**

・朝（起床後）１時間以内　排尿後、朝の服薬前、朝食前、座位１～２分安静後
・晩（就寝前）座位１～２分安静後

「起床後１時間以内に家庭血圧の計測を」というのが誤差を生む大きな問題です。このことで正しい血圧計測にならない人をよく見かけます。「寒い朝にゴミ出しをしてから血圧を計測する」「寒い朝に新聞をとりに行ってから」「犬と散歩してから」「庭掃除を

してから」「家庭菜園をしてから」「朝食を作って家族を起こしてから」「今朝の朝食は何にしようかと思案しながら」「朝のニュース番組を見てから」「新聞を読んでから」「リモートで英会話レッスンをしてから」「40分ほどかけて朝のお化粧を入念にしてから」「歯磨きをしてから」「配偶者と話をしながら」「夫婦喧嘩をした後で」「洗髪してから」「骨盤底筋体操をしてから」など。

このように「起床後1時間以内に計測を」という条件にしてしまうと、その時間帯にいろいろなことをすることで、血圧計測値が本来の血圧より高くなってしまいます。私の早朝血圧は120㎜Hg前後ですが、書き物をしてから血圧を計測すると10～20㎜Hgほど上昇しています。文章を書いてからの血圧計測も避けたほうがよいでしょう。朝の家庭血圧計測は起床後に排尿、もし便意が強いようなら排便後に、他の行動は控えて、背もたれのある椅子に座って1～2分の安静後に計測しなければ、その人の本来の血圧になりません。なお、このような正しい条件で計測しても、恐ろしい夢、不愉快な夢をみた後では、高い血圧になる方がいますのでご注意ください。

**追加条件**

・指示により夕食前、晩の服薬前、入浴前、飲酒前など、その他適宜。自覚症状のある時、休日昼間、深夜睡眠時

入浴、晩酌、食事摂取で血圧が低下することがあります。自分がどの時間帯で計測すればよいか、判断に迷うときにはかかりつけ医にお尋ねください。

深夜睡眠時に血圧計測との記載もあり、そのような家庭血圧計も販売されています。正常では睡眠中に血圧は下がります。しかし、睡眠中に血圧が下がらなかったり、逆に血圧が上がってしまったりする人がいます。そのような人を正確に判断するには「24時間血圧計」（写真1）で計測したほうが確実です。その必要性がありそうな人は、かかりつけ医がそれを勧

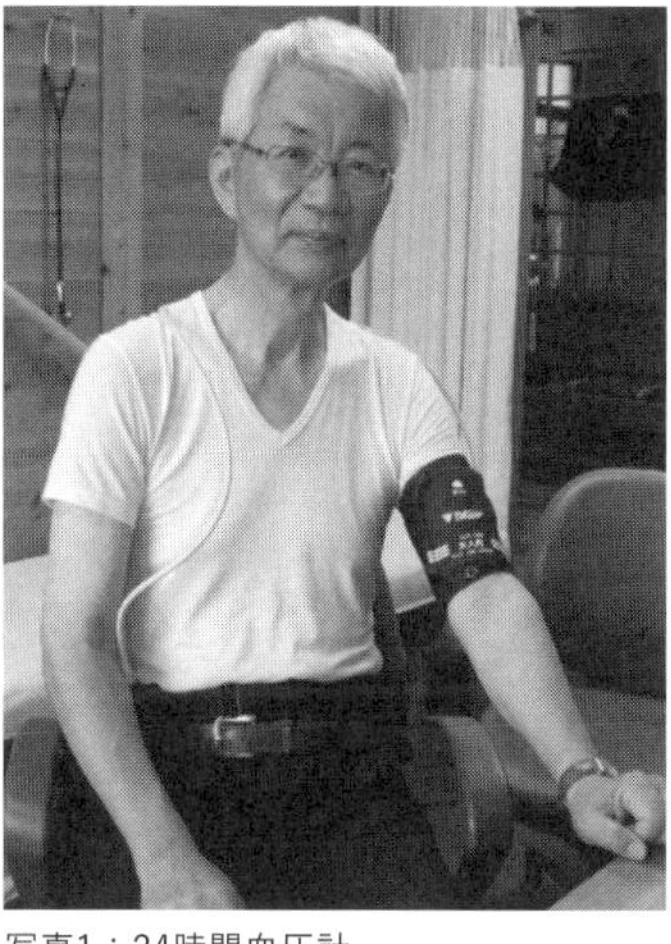

写真1：24時間血圧計

めると思います。

## 家庭血圧は左腕で測ろう！

ガイドラインには「利き手の反対側での計測を推奨する」とあります。なぜこのように記載するのか不明です。左利きの人では右腕で測ることを勧めることになってしまいます。そうすると前述したように誤った方法でカフを巻く人が出てきそうです。今後のガイドライン改訂の際には、高血圧学会事務局に質問してみようと思っています。

この章では最初から、家庭血圧の計測は左腕でと書きました。このことに関して、そうしなければならない理由が一般の方々に十分浸透していないため、改めてお知らせいたします。

当方を初めて受診された時には看護師が左右の腕で血圧測定を行い、左右差が強い時には私に報告があり、その原因を調べます。左右の鎖骨下動脈のいずれかが狭くなっていたり、閉塞していたりする方が時にいます。そのような特段の問題が無いようなら、高く表示されるほうの腕での血圧計測を勧めることになります。左右に有意な差がなければ、家庭血圧は左腕で計測するようにと説明しています。その理由は以下の通りです。

一般に市販されている上腕式家庭血圧計には動脈拍動を感知するセンサー部分が、腕に巻くカフの中に埋め込まれています。そのセンサー部分を血圧計測の際に利用する上腕動脈の走行に一致するようにして計測しなければ、正しい計測値になりません。下の図1で示しましたが、左腕で血圧を測定する時には、血圧計のカフを腕に巻き、チューブの位置が手のひらの真ん中になるように巻くと、カフのセンサー部分がちょうど左腕の上腕動脈の上になるように作られているのです。ですか

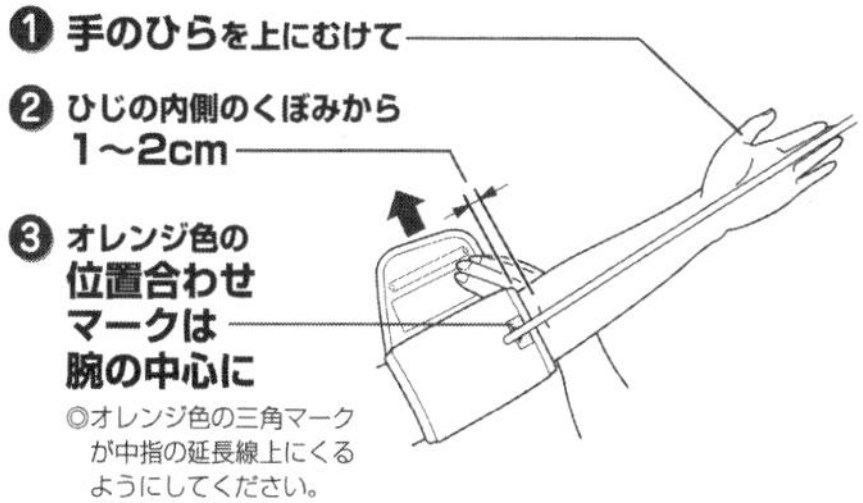


図1

❶ 手のひらを上にむけて
❷ ひじの内側のくぼみから
1～2cm
❸ オレンジ色の
位置合わせ
マークは
腕の中心に
◎オレンジ色の三角マーク
が中指の延長線上にくる

右腕に巻くときは…
腕帯エア管が
図のような
位置にくるようにする
◎手のひらを上にしたとき、
エア管をまっすぐのばすと
エア管が小指の横を通ります。
1～2cm
※ひじでエア管をつぶさない

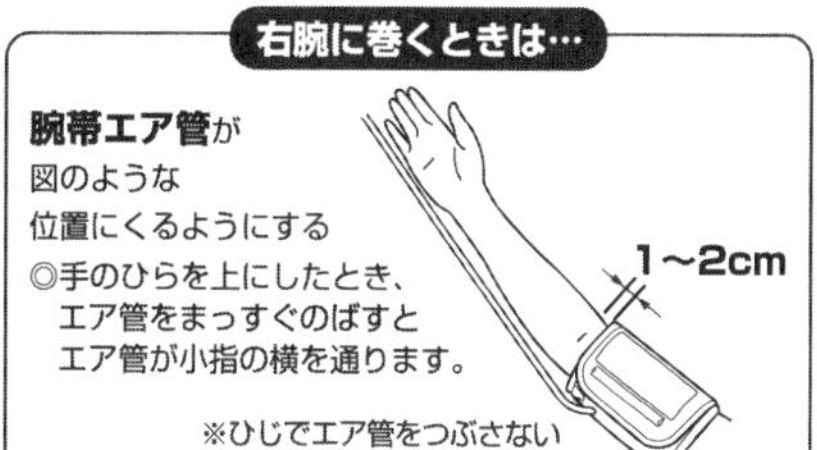
ようにしてください。


図2：右腕で正しく血圧を測定する方法

（イラストはオムロン血圧計取り扱い説明書からの引用）

ら、そういった仕組みの家庭血圧計を左腕と同じように右腕に巻いてしまうと、上腕動脈の拍動を感知するセンサー部分が、右腕の親指側に移動してしまい、上腕動脈の拍動を感知しにくくなるため、血圧が高く計測されてしまうのです。ですから、血圧計のカフは必ず左腕に巻いて計測しなければなりません。ただ、左乳がんなどで左腕の腫れがある人や、脳梗塞で左半身麻痺があり、計測しにくい人の場合には右腕で計測します。その際にはカフのセンサー部分が右腕の上腕動脈に一致するようにカフを巻いて測ります。右腕で計測する時には、前ページの図2のようにチューブが小指の位置になるように巻いて計測すると、動脈拍動センサーが右上腕動脈の位置に一致するようになります。こういった具体的な血圧計測方法を看護師が説明しています。右腕で計測するときに必ずそういった工夫をしなければ、正しい血圧測定にならないのです。右腕での計測が必要で自分の計測方法が正しいかどうか自信のない方は、家庭血圧計を持参してかかりつけ医院で教えてもらってください。

「家庭血圧計測の際には左腕での計測を」ということが広く周知されていないため、降圧剤を販売している複数の製薬会社の宣伝文書やＨＰでも、右腕での血圧測定を勧めるイラストが使われたりしています。有名な高血圧専門医がそれらを監修していても見逃されており、そういった専門医は高血圧診療において実務から遠ざかっているのだろうと思います。血圧をきちんとコントロールしようというキャンペーンを張りながら、間違ったイラストを平然と掲載しており、非常に残念です。こういったイラストを見つけると、その都度製薬会社に連絡して訂正するようにと伝えていますが、間違いが後を絶ちません。試しに「血圧の測り方」と入力してネット検索し、「画像」を見てください。右腕血圧計測の写真がたくさん出てきます。

なお、病院などで医師や看護師が聴診器を使用して血圧を計測する場合には、左右のどちらで計測しても問題はなく、正しい値になります。それは血圧計測に際して動脈拍動センサーを使用しているのではなく、聴診器でコロトコフ音という血管の音を聴いて血圧を計測しているからです。誤解が無いようにしてください。

## 米国での血圧測定の条件

「家庭血圧のほうが病院の外来血圧よりも、その人の将来に発生しうる動脈硬化性疾患の予測には有用だ」ということは、多くの大規模調査で分かっています。日本の『高血圧治療ガイドライン2019』にもそのように記載されています。しかし、米国では日本ほど家庭血圧計が普及していないため、高血圧診療に際しては外来血圧計測値で病状の判断や薬剤の調整がなされています。

米国で使用されている高血圧ガイドライン『Clinical Practice Guideline（2017）』の外来血圧計測条件を確認して驚きました。米国の病院外来では非常に厳密に血圧測定が行われているのです。私の偏見だったと思いますが、米国の生活が「なんとなくアバウト」と感じていたのですが、米国の高血圧ガイドラインはそんなことは全くありませんでした。122ページもある高血圧のガイドラインが発行されていて、その中から血圧測定の部分だけ日本語に要約してお知らせします。日本の病院で計測されている外来血圧の計測方法と比較してみてください。なお、私は患者さんの家庭血圧結果を重視していますので、当院の看護師は米国のような厳密な方法で外来の血圧を計測していません。

◆米国の病院外来での血圧計測に際して決められている事項

・患者さんを背もたれのある椅子に座らせる。両足は組まずに両側足底部を床につけ、5分以上安静にしてから計測する。
・カフェイン入りの飲料、運動、喫煙は血圧計測の少なくとも30分以上前に止めておくよう患者さんに指示する。
・計測前に、排尿を済ませておくこと。
・血圧計測のための待機時間や計測時に、患者及び血圧計測者は会話をしてはならない。
・血圧計のカフを巻く部分の洋服はすべて外し、素肌の上にカフを巻かなければならない。
・診察台の上に座ったり、寝たりした状態で血圧計測を行ってはならない。
・降圧剤服用者の血圧計測では、血圧計測の何時間前に降圧剤を服用したか、計測者が記録する。

米国の病院外来での血圧計測に際して、患者側に関する注意事項は以上のようなものです（医療者側への血圧計測に際しての技術的な注意事項は省きました）。日本の患者さんが病院外来での血圧を計測される場合と比較して、その違いはどうでしょうか？

後にも述べますが、日本の病院では挿入式血圧計が廊下や待合室などにポンと置かれているのがほとんどです。血圧の計測方法に関して説明する人は誰もいません。使用方法のポスターなどが貼ってあるだけです。そして背もたれのある椅子はなく、ほとんどが丸椅子を置いています。静けさなど全く無縁の場所で、計測前の安静も指示されず、血圧計測前にカフェイン入りのドリンク剤を飲んだかどうかなども聞かれません。また、その計測値が降圧剤を服用して何時間後の血圧値なのかも尋ねられません。日本の病院で行われている外来血圧値で高血圧治療の状態が正しく判断できるでしょうか？　ダメですよね。ですから、家庭血圧をきちんと計測して、自分を正しく評価しなければならないのです。

## 血圧計の選択

多くの種類の血圧計が販売されていますが、その長所、短所を知った上で選択しなければなりません。最も正確に計測できるのは上腕式血圧計です。『高血圧治療ガイドライン２０１９』にも次のように書かれています。

「上腕カフ・オシロメトリック法に基づく装置（を使用する）：オシロメトリック法とは市販されている血圧計で採用されている血圧測定の方式のことです」

　購入するなら、ぜひ上腕式血圧計を買ってください。手軽で簡単だという理由で手首式血圧計を選ぶ方も多いのですが、手首式血圧計は誤差を生みやすく勧めません。また上腕式血圧計の中の挿入式の血圧計も「簡単だから」との理由で購入する人が多いのですが、止めたほうがよいです。市販されているタイプ別血圧計の長所、短所をお知らせします。

### ◆上腕式血圧計

　特別な事情が無い限りは、挿入式ではない上腕式血圧計を購入して計測してください。もっとも誤差が少なくなるからです。その理由は、他のタイプの血圧計の弱点を指摘するとよくわかると思います。ただ、上腕式血圧計についても注意すべき点があります。

上腕式血圧計でも腕に巻くカフの部分が筒状になっている製品（写真2）は避けてください。カフを腕に巻かないので便利だと思っている人も多いのですが、問題もあります。上腕の太さが適切な人の場合にはよいのですが、カフの筒よりも腕が細い人の場合には強い圧力をかけなければ上腕動脈を圧迫できません。また、血圧測定時にはカフの圧力を少しずつ弱めて計測しています。しかし、腕がカフよりもかなり細い人の場合には、カフの減圧の途中で腕がカフの中で浮いた状態になるため、血圧を正しく計測できない可能性があります。

家庭血圧が病院の血圧よりも高く、計測値がバラバラという非常にスリムな高齢女性がいました。家庭血圧計を持参してもらうと、この筒状カフの血圧計でした。この方の上腕は非常に細く、筒状の血圧計を装着すると、腕の直径が筒状カフの内径よりもかなり短い状態でした。普通の柔らかく巻くタイプ

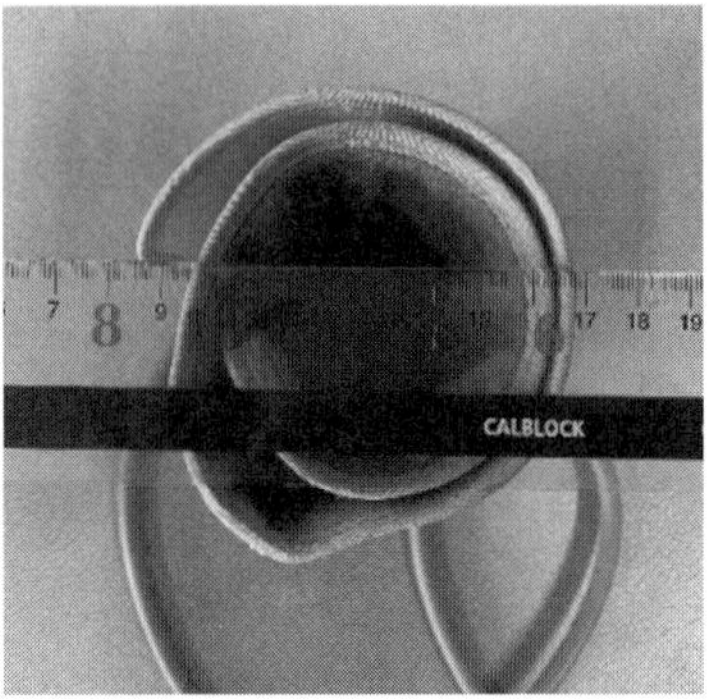


写真2：筒状カフの断面

のカフに変更してもらうと、家庭血圧は下がり安定しました。写真2の製品は筒状カフの内径が6㎝ほどあり、腕の太さがそれよりも細い人では正しく計測できない可能性があります。腕の太さによって使用できる人と使用できない人がいます。その違いが分かりにくい場合にはこの筒状カフタイプの血圧計は購入しない方がよいです。

## ◆手首式血圧計

手首式血圧計を勧めない理由はいくつかあります。一つは手首の状態によって計測される血圧値が変わるからです。手首式血圧計は手首の橈骨動脈の拍動を感知して血圧値を計測するのですが、手首を屈曲した時と背屈（外側に屈曲）したときとでは違った値が計測されます。写真3に、手首に存在する橈骨動脈と屈筋腱の走行を記しま

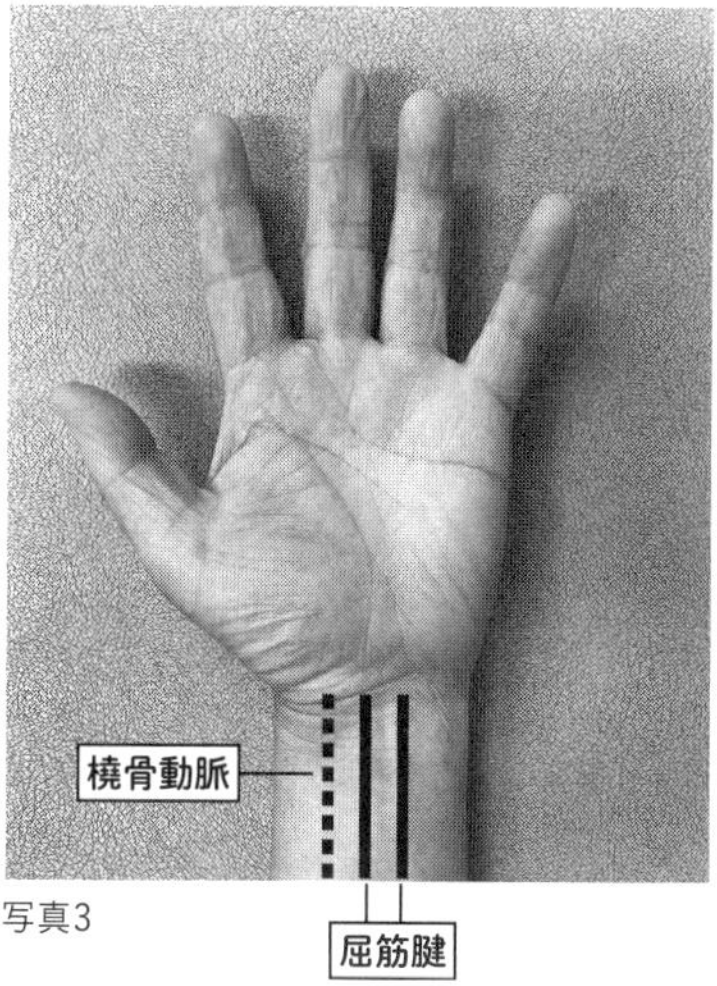

写真3

した。点線が橈骨動脈、２本の実線が屈筋腱です。手首の内側中央部を触ってみてください。硬い屈筋腱の走行に気づくと思います。手首を内側に屈曲すると橈骨動脈は手首の腱よりも奥深くに変位し、橈骨動脈を圧迫するのに強い圧力が必要になり、結局高い血圧値が表示されます。逆に手首を背側（外側）に反らせると橈骨動脈は皮膚表面に近くなり、低い計測値が表示されます。このため、手首式血圧計を使用するときには、手首をまっすぐに伸ばして計測するのですが、それができていない方をよく見かけます。

また、手首式血圧計で計測する際には、手首式血圧計を右心房の高さに一致させなければならないのですが、一般の方に右心房の高さといってもわからないでしょう。このため、手首式血圧計が適切な高さになった場合には、ランプで知らせる機種も発売されています。しかし手首式血圧計は前述のように誤差を生みやすいため、特別な理由がなければ使用しないよう伝えています。ただし、上腕式血圧計が使用しにくい方もおられます。例えば、脳卒中で片麻痺の方などでは上腕式血圧計が使いにくいため、手首式血圧計を上手に使用する方法を説明して使ってもらっています。

## ◆挿入式血圧計

手首式以外にも挿入式血圧計が販売されていますが、これも使用しないよう伝えています。この血圧計を上手に使用することは極めて難しいからです。

挿入式血圧計を使用するときには、たいてい机やテーブルの上などに、この血圧計を置いて使用しています。しかし血圧を計測しようとして腕を挿入すると、どうしても前かがみになります。その状態で血圧を計測すると腹圧がかかって胸腔内圧も高くなるため、血圧が高く計測されてしまうことが多いのです。大きな病院で挿入式血圧計の前には測定に際しての注意書きが貼られていても、それを見て計測している人はほとんどいません。

「血圧計測時の姿勢は、背もたれのある椅子に足を組まずに座って1～2分後に計測」というのが計測条件ですが、挿入式血圧計ではこの姿勢をとろうとしても至難の業であることがほとんどです。「先生そんなことないよ。この血圧計はとても簡単」と言う方がいて、どのように使っているのか尋ねると「肩の高さにある箪笥《たんす》の上にこの血圧計を置き、立ったままで腕を挿入すればすぐに測れる」と言うのです。この方法は「血圧計測は座位で」という決まりに反しており、また腕を心臓より高くして計測すると表示される血圧値は低くなり、正しい値になりません。そのように説明し、挿入式血圧計は使用しないよう伝えました。

敬老の日にお孫さんや子どもたちから、この挿入式血圧計をプレゼントされたという方が結構おられます。身内からのせっかくの好意ですが、とても残念です。プレゼントされたばかりの時には、できれば購入先に事情を説明し、普通のカフタイプの上腕式血圧計に交換してもらうようにと勧め、交換してもらえたこともありました。こういった残念なことが起こらないためにも、血圧計選択の適切な知識が広まらなければなりません。しかし、大きな病院の外来で挿入式血圧計を設置していることが多く、一般の方々の血圧計選択を誤らせる原因の一つになっており、改善すべきだと思います。挿入式血圧計がよいという誤解を与えてしまいます。ただし、腕を挿入する部分と計測する部分が分離している挿入式血圧計なら、血圧測定時に腹圧がかかって高い数値が出ることはなく、正しく計測することができます。

## 家庭血圧の測定回数

『高血圧治療ガイドライン2019』には次のように記載されています。

「1機会原則2回測定し、その平均をとる。1機会に1回のみ測定した場合には、1回のみの血圧値をその機会の血圧値として用いる」

「2回計測してその平均を」と伝えると、最初はできても次第に面倒くさくなってやめてしまう方もいます。継続できる人はそれでいいですが、そうでなければ正しく計測した1回だけの計測でも良いです。また高い血圧値が出ると、そんなはずはないと思って何度も繰り返して計測する人がいます。そうすると計測値は普通低くなるため、その低い値を血圧手帳に記載して持参していますが、それはダメです。血圧値は動脈と静脈の圧力差により規定されるため、複数回連続して計測していると静脈うっ血により静脈圧が上がり、動脈と静脈との圧力差が少なくなるため、低い血圧値になるとされています。自分の満足できる低い値が出るまで、何度も計測するのは止めてください。意味がありません。

## 血圧計の耐用年数

上腕式血圧計には動脈拍動を感知するセンサーが付いていますが、その感度は経年的に劣化すると指摘されています。日本高血圧学会が日本の主要メーカーの家庭血圧計耐用年数を公表しています（日本高血圧学会のホームページで『家庭血圧計の耐用年数』と入力して検索すると、各メーカーの製品の耐用年数がわかります）。それによると、メーカーや製品により多少異なりますが、血圧計本体の耐用年数はだいたい5年、または計測回数が1万〜3万回のいずれかに達した時というのが多いようです。カフのほうはそれよりも耐用年数が短く、1〜2年でカフのマジックテープ（面ファスナー）部分がきれ

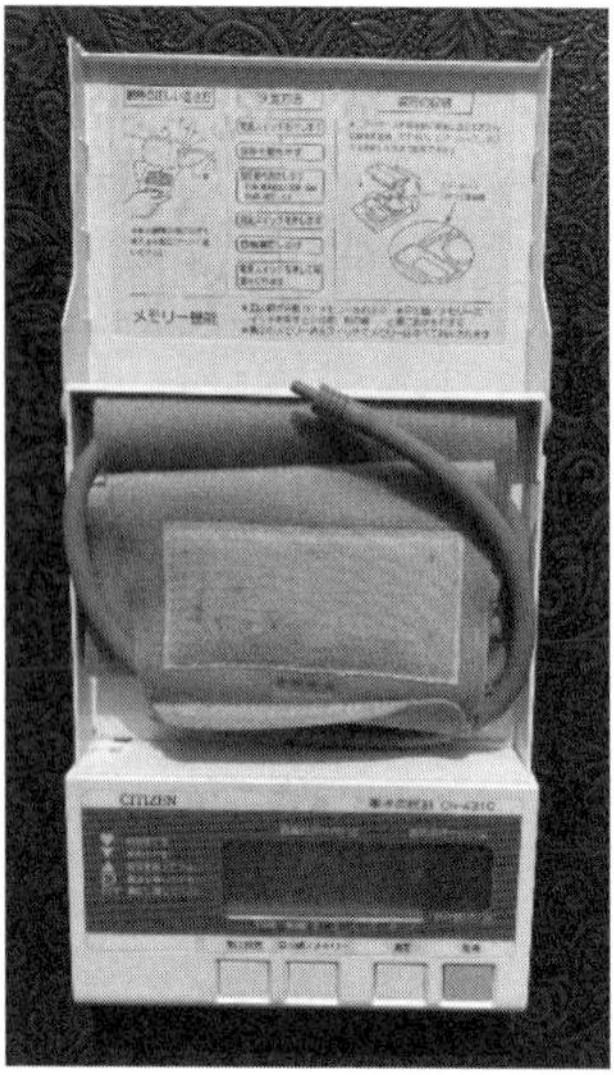


写真4：古すぎる血圧計

いにくっつかなくなって使用できなくなることがあります。計測中に剝がれてくるカフを押さえながら計測している人がいましたが、そのようにすると血圧は高く計測されるのでダメです。耐用年数を超えた血圧計はそのセンサー感度やカフの固定が不十分になり、正しい血圧測定が困難になります。５年を超えた血圧計は新品に交換した方がよいでしょう。また、カフの接着機能が劣化したらカフの交換をすればよいのです。数年前のことですが、家庭血圧が病院血圧より高いという方がいたため、家庭血圧計を持参するよう伝えました。それが写真４の血圧計です。見たこともない古い血圧計でした。すぐに新しい血圧計を購入するよう勧めましたが、この血圧計は１９９６年に製作されたものでした。「『開運！なんでも鑑定団』に出せますよ」と笑いながらお伝えしました。因みに、この方が新しい血圧計に変更すると、以前より低い家庭血圧であることがわかりました。

## 血圧を変動させる要因

計測した血圧値に変動がある場合には、その原因を推測して血圧手帳の備考欄に記載するよう勧めています。その原因把握ができれば、血圧コントロールがさらによくなるからです。

血圧を上昇させる主要な原因は睡眠不足、ストレス、疲労、塩分の過剰摂取、寒さ（人によっては暑さ）、痛みや痒み、薬の飲み忘れ、行っていた運動を止めた、などです。家庭血圧を計測していて、急な上昇がある場合にはその原因を推測して備考欄などに記載していると、自分がどのようなことで血圧が上昇するのか分かるようになります。外食した翌日、睡眠不足が続いた日などの頻度が多いです。また職場や家庭内、子どもさんの学校関連のストレスなども血圧上昇の原因としてよく挙げられます。親族や友人の病気や死亡に遭遇すると、血圧が高くなるのは当然です。ある50代の女性は「お姑さんが泊まりにきた日に血圧が上昇しているのが分かった」と言いましたが、逆に「嫁にきついことを言われたら、翌日の血圧が上がる」という方もおられました。自分の血圧が上昇する原因を推測することはとても大切です。私も毎朝血圧計測をしており、１２０㎜Ｈｇ前後で推移しています。しかし、好物のピザや握り寿司を食べ過ぎた翌日には、１３０㎜Ｈｇ前後に上昇することがあります。ただし、血圧上昇はその日だけですので、ピザや握り寿司の過食に気をつけて時々食べています。私は塩分への感受性が高いのでしょう。

本書に記載している高血圧の各種合併症を予防するためには、血圧をきちんとコントロールすることが大切です。しかしその根本である家庭血圧計測が非常に不正確に行われており、残念です。自らの命を守るためには、正しい方法で家庭血圧を計測することがどうしても必要です。そのことを忘れないようにしてください。

ただ、血圧値が良好なら何もトラブルが発生しないというわけではありません。「はじめに」でも書きましたが、メディアなどでは「こうすれば血圧は簡単に下がる」「〇〇を飲めば血圧下がって医者いらず」「血圧は1分で下がる」「ツボ押しで血圧は下がる」などといった宣伝をよく見かけます。血圧が下がりさえすればそれでOKという誤解を与えています。しかし、一時的に血圧が下がったからといってそれで完璧というわけでは決してありません。糖尿病、脂質異常症などが合併し加齢や遺伝という条件が加わると、血圧値が正常でも循環器系の病気が発生しやすくなります。巷で宣伝されている方法で計測される血圧が良好でも、医師の診察をきちんと受けなければ、高血圧の合併症を未然に防ぐことはできません。このことを忘れないようにしてください。

# 第4章

# 高血圧診療における看護師の役割

## アメリカで気づいた看護師の問診の大切さ

一般の外来診療では、待合室に置いてある挿入式血圧計で患者さんが血圧、脈拍数を計測し、プリントアウトされた結果を診察室に持参するのが多いようです。施設によっては、診察室に入って医師が血圧を計測し、診療に移行しています。いずれにしても、診察前に詳しい病状の推移を尋ねられることはなく、単に診察を受けて終了するというスタイルが多いように思います。しかし、それでは生活習慣病にまつわる患者側の訴えやトラブルを適切に拾い上げることができません。

私事になりますが、私は1989年の30代半ばに米国ヒューストンのTexas Heart Instituteという施設で、心臓血管外科のトレーニングを受けました。妻と長女をつれて3人での渡米でしたが、米国滞在中に妻が妊娠していることに気づきました。このため産婦人科での診察が必要になりましたが、日本出国時に加入した医療保険では妊娠出産は対象になっておらず、かなりの高額な費用が必要と推測されました。しかし、きちんと妊娠の有無を確認しておかなければならず、産婦人科の開業医院を受診しました。

その時、小さな個室でまず看護師の問診がありました。病状をアンケート用紙に書いて提出するという方法ではなく、看護師からいろいろな質問を受け、その後医師の診察室に案内されました。この時、これは非常に良いシステムだと感じました。いきなり医師が診察するのではなく、看護師がきちんと情報収集をして、それを医師に伝えた上で医師が診察するというシステムを、私はその後も日本で見聞きしたことがありませんでした。これは素晴らしいと感じ、日本に帰ったときにはいつかこのシステムを作ろうと考えました。問診を受けた部屋も話し声が外に聞こえないような個室であ

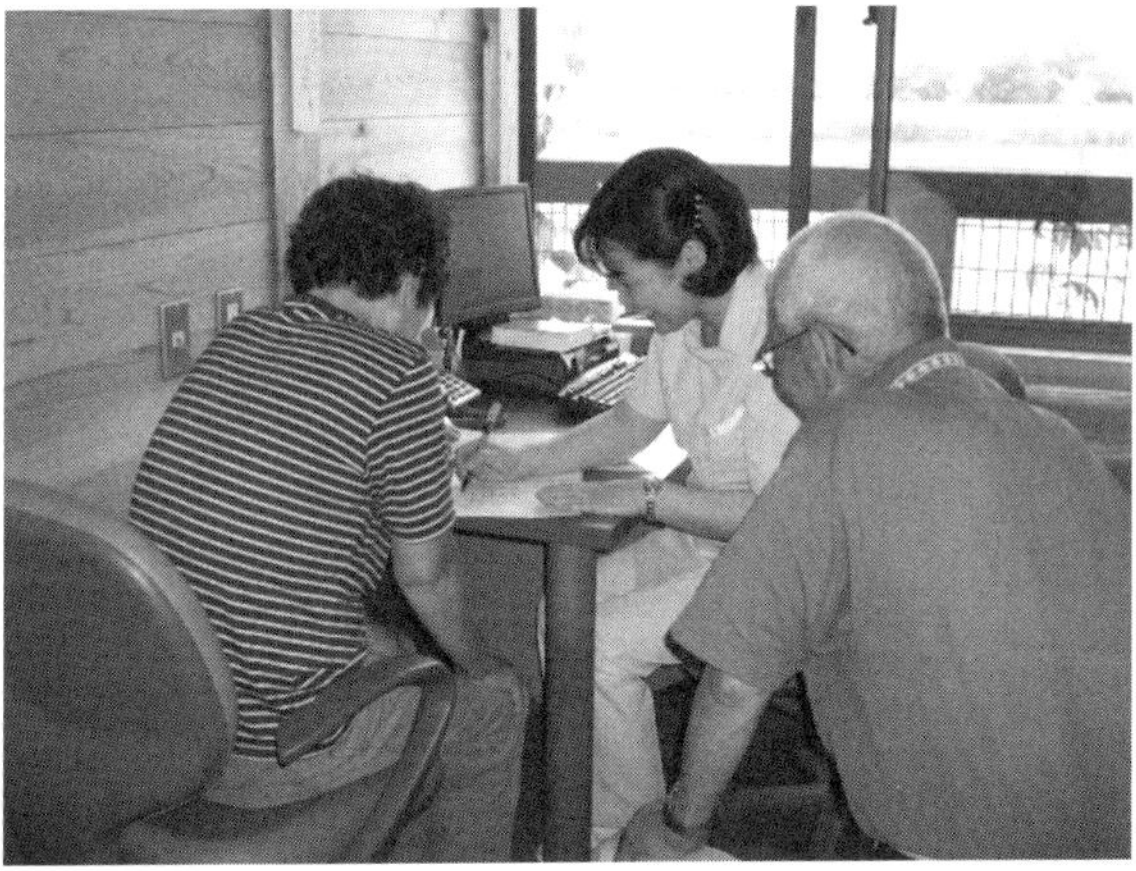

写真1：看護室の様子

り、その配慮にも感銘を受けました。診察室も非常に立派で、日本でいえば書斎のように広々としており、非常に豪華な診察室でした。

考えるところがあり、50歳で心臓血管外科医を辞して開業しましたが、そのときにはヒューストンで経験した看護師の問診を、診療のスタイルに導入することにしました。医院の建築設計士には私の意図を伝え、プライバシーが確保される個室の看護室を作り上げてもらいました。看護師が看護師専用の個室で看護業務を行うということで、看護師としての意識も高まり、外来看護レベルの向上にもつながると考えたのです。

## 看護師の外来看護業務の実際

当クリニックでは救急車で搬送された患者さん以外は、看護師が先に問診します。第1章に記載しましたが、看護師は初診の際には30分、再診の際には15分ほどかけて、血圧や脈拍、指先で計測する経皮的動脈血酸素飽和度（$SpO_2$）の計測を行ってから、来院までのいろいろな病状を伺い、電子カルテに記載します。この個室の看護室（前ページの写真1）が当クリニックには2室あります。それ以外に処置室と、スタッフが集団で講演を聞いたり研修を受けたりするセミナー室があり、この二つの部屋も個室となっています。特別なことがなければ普段は看護師が問診に使用し、合計４室の個室で看護師の問診が行われています。４カ所の部屋で看護師の問診が終了した方から、私の診察室に誘導されるようになっています。

医師の私には言いにくいこと、尋ねにくいことも看護師との会話では垣根が低く、いろいろな訴えがなされます。高血圧や循環器系の病気などで患者さんが訴える症状の背後には、生活上の問題が潜んでいることが多々あります。身体の不調の訴えの陰には嫁姑、配偶者間の問題や子どもの進学や学校でのトラブル、親の悪性疾患や認知症などの心配事、職場でのパワハラ、セクハラなど、生活面のいろいろな問題がこの時に披瀝《ひれき》されます。

看護師がそういった問題を解決できるわけではないのですが、患者さんが看護室で自分の考えや気持ちを吐露することで、患者さんの気持ちが非常に楽になることがあります。ある人からは「心療内科で聞いてもらうよりも長く話を聞いてもらった」と感謝されたこともありました。また４カ所の看護室での問診が長引き、私の診察室に呼び入れる人がいないとき、私が直接診察室に呼び入れたことがありました。その時、ある人は「まだ、看護師と話をしていないのですが……」と不満そうに言われたこともありました。こういった看護師との問診で疾患にまつわる種々の症状や、疾患の陰に存在する隠れた事象が明らかになることがあり、それが正しい診断につながることも多々あります。看護師の問診は非常に重要だと感じています。

## 看護師のカルテ記載の実際

看護師の問診記録をカルテから転載してみます。初診の際の看護師の記録です。再診の時の記録も示します。再診の場合でも長くなることがあり、そのような時には問題点を箇条書きにして表示しています。

このような看護師の問診記録を見られて、どう感じられるでしょうか？　どの患者さんに対しても、看護師がこのような問診内容を電子カルテに記載しています。このカルテ内容を見ることで、私の診療が非常に効率よく行えており、有難いです。

また、看護師の問診でよく発見される疾患があります。看護師が患者さんの生活状況

**初診時の看護師の問診内容**

主訴：倦怠感
現病歴：昨年5月ぐらいから疲れがひどくなり、倦怠感が続くようになった。かかりつけ医の　　　病院で相談し、6/30に甲状腺の採血検査を受け特に問題はなかった。7/3に心エコー検査を受け「中等度の僧帽弁閉鎖不全症」と診断された。半年毎に検査することになっている。倦怠感があって原因を調べたが、何が原因なのか明らかになっていない。日常生活で動悸や胸が苦しいような胸部症状はない。

昨年5月に歯科治療で抜歯を受けた。それが強いストレスになって体がしんどくなったように思う。

当院に予約を入れてからは不思議な事に体のしんどさは和らぎ、少し元気になっている。

25年前に実母の介護をしていた頃に血圧が上昇し、降圧剤が処方された。途中は自己判断で中止していたが、最近は再度服用している。
＊家庭血圧測定：朝は朝食後の10時頃測って110/70mmHg台。薬を飲まないと130/80mmHgぐらい。夜は120/70mmHg台。
体重は2019年は47kg位だったが、その後43kgに減って、現在41kgぐらいになっている。
家族構成：夫と2人暮らし
職業：専業主婦
運動習慣：週1～2回買い物に行った先で歩く程度
血圧：右120/72mmHg

**再診時の看護師の問診内容**（訴えが少ない時）

心房細動（発作性も含む）
暑いので夏バテしている。食欲がない時もあり。座って寝ることは無かったが、昨夜は寝苦しくで3～4時間位しか眠れなかった。
体重はあまり測らないが、足の腫れを確認し、ラシックスは3～4日ほど飲んでから中止した。
＊塞栓症状：ない
＊徐脈による症状：ない
＊動悸の有無：ない
ワーファリンの飲み忘れはない。出血傾向はない。
血圧：128/62mmHg
SPO2：97%
脈拍数：68/分　不整
体重：48.9Kg

**再診時の看護師の問診内容(訴えが多い時)**

高血圧
日中は家事をしたり、ﾗｼﾞｵ体操をしたり、夕方に2000～2500歩位歩いているが胸苦感はない。
◆いくつか気になる症状がある。
①ここ3日位、朝方に右後頭部痛や右肩こり、右肩甲骨辺りの痛みで目覚める。起床して動き始めると痛みは消失し、日中に肩凝りの症状はない。睡眠不足感があり、朝食後にﾃﾚﾋﾞを見ながらうたた寝している。
②胃の調子が悪い。大黄甘草湯を2回/日→3回内服に増量したためだろうか？血圧に良いと黒酢につけた生ﾀﾏﾈｷﾞのｽﾗｲｽを食べていることが原因だろうか？
③右手関節部に腫れぼったい。痛みはなく、手首の動きに支障はない。発赤もない。ずっと前よりあるが、入院中には消失していた。
＊家庭血圧測定：130～140台/60～70台で、時々150台。最近は少し下がってきつつある。
＊自覚症状：動くとﾄﾞｷﾄﾞｷすることはある。
血圧：152/58mmHg
SP02：98%
脈拍数：81/分
体重：42.5Kg

を確認すると、仕事量が多いわけでもないのに昼間ウトウトすると訴えることがよくあります。そんな訴えを聞くと、看護師は症状の内容を詳しく尋ね、睡眠時無呼吸症候群が存在するのではないだろうかとカルテに記載します。その状況を私がもう少し詳しく確認し、睡眠時無呼吸症候群を疑って簡易法で検査をすると、重症だったということがよくあります。こういった昼間に眠たいという訴えは、患者さんにとっては循環器系疾患と無関係のように思っているため、私の診察時にこの種の悩みが出されることは少ないです。

そして、中高年の女性の場合には頻尿や尿漏れの問題を抱えている人が結構多いのですが、そういった「下のこと」は私に直接言いにくく、看護師がうまく聞き取ってくれています。その内容を確認し、女性泌尿器科に紹介することも多いです。また、「処方された薬を実は飲んでいないのだけれど……」とこっそり打ち明けたり、「こんなサプリメントを飲んでいるけどいいだろうか？」といった質問も看護師には話しやすかったりするようです。そういった質問がカルテ上に記載され、私が返答しています。「そんなことまで看護師さんはカルテに書いていますか？」と驚く患者さんもいます。

また、外来看護師の業務は問診だけではありません。私の診察が終了して患者さんの下半身筋力が低下していることに気づいた場合には、安全なスクワットやカーフレイジングの方法を患者さんに伝えるよう看護師に指示し、それをやってくれています。一人の看護師が健康運動指導士の資格を取得していて、彼女が主になって患者さんへの有酸素運動の方法や転倒防止のための下肢筋力増強方法の指導を担当してくれています。最近はコロナ禍でその機会が少なくなりましたが、ポールウォーキングの方法も教えたりしていました。また、足の腫れが続く人に対しては下肢の周囲径の計測を行った上で、適切な弾性ストッキングを選択し、その着用方法も説明しています。当クリニックの６

人の看護師は全員、弾性ストッキング・圧迫療法コンダクターの資格を取っています。第3章でも記載しましたが、家庭血圧の正しい計測方法を説明するのも看護師の重要な業務です。

循環器系疾患の診療では禁煙も大事な治療です。看護師の中の一人が禁煙学会や禁煙科学会の認定を受けており、彼女が主になって禁煙治療を続けてきました。しかし、禁煙効果の高い禁煙治療薬の出荷停止が続いており、現状では積極的な禁煙治療ができていないのが残念です。

このような看護師の問診や外来看護は非常に有益だと私は考えていますが、看護師の外来業務は現在の日本の医療保険制度では全くその対価が考慮されておらず、医療施設の収入には直結しません。このため、多くの医療施設では外来に看護師を配置しなくなっています。入院施設のある病院では外来に看護師を配置しても病院収入には関係せず、病棟に何人の看護師を配置させているかで、病院への収入が決められるからなのです。このため外来には事務職員を配置しても、看護師はほとんど勤務させていない状態になっています。

現在の日本の医療施設では、外来患者さんが医師に対して病気に関する種々の疑問を尋ねようとしても難しく、また医師が答える時間も限られています。こういった医療体制は外来患者さんにとって非常に残念な制度です。厚生労働省は現在の外来診療の問題点を認識し、以前のように外来診療に看護師を配置できる制度にぜひ変更してほしいと思います。因みに当クリニックで、私は毎月第３土曜日には後輩医師に診療を依頼して休息していますが、その日以外は私一人で診療を行っています。勤務する看護師は常勤看護師が５名、パート看護師が１名の合計６名で外来看護にあたっています。前述のように外来看護師の業務に保険点数が付与されているわけではありませんが、生活習慣病の診療において、看護師の問診や患者さんが抱えている生活上の問題への対応は、非常に重要だと考えています。外来診療における看護師の業務は、患者さんにとっても私にとっても本当に有難く、感謝しています。

なお、当クリニックでは診療が終了すると、その日の電子カルテを印刷し、窓口での診療費用支払い時に患者さんに渡しています。そこには看護師の問診内容、私の診察所見、胸部レントゲン写真の所見などが記載されています。通常はＡ４用紙２枚ほどの記載内容ですが、診療経過が長くその内容が複雑な人では3～4枚になっています。また、心電図はコピーをして渡しています。当日の全般的な採血検査結果は、翌日検査会社から送られてくるため、コメントをつけて患者さん宅に郵送しています。こういった資料は、患者さんが急変して救急病院を受診するときには、診療情報提供書の代用として使用できると伝えています。また、遠方に住む子どもさんに、自分の病状連絡としてファクス送信している方もいます。

## コラム ── 診察代を請求されなかった‼

ヒューストンで受診した産婦人科医院では、診療代の請求がありませんでした。「どうしてですか?」と院長に尋ねると「Professional courtesyだよ」と話されました。「国外から米国に研修に来ている医師は、低賃金や無給の人が多く、そういった人たちからは診療費をもらっていないのです」と答えてくれました。非常に感銘を受け、帰国後は日本人形に感謝の手紙を添えて、その産婦人科医院に送りました。なお、「Professional courtesy」とは一般的に、同じ職業のメンバー間に広がったエチケットを指し、医師が他の医師に無料で診療した古代の医学の実践に端を発しているとのことです。また、次のようなアドバイスも産婦人科医からもらいました。帰国に際しての飛行時間は短いほうがよいとのこと。このため、ヒューストンから直接日本に帰国するルートはとりませんでした。また、米国西海岸経由で帰国するよりはカナダ経由で帰国したほうが、太平洋を渡る時間が短くなることがわかりました。そのため、ヒューストンからカナダのバンクーバーに飛び、数日間同地に滞在して休息し、その後日本に帰国しました。帰国後、長男が無事生まれ、本当に有難かったです。

# 第5章

# 高血圧診療における管理栄養士の役割

## 管理栄養士と一緒に診療をする重要性

当院では2003年の開院以来、管理栄養士が診療に加わっています。循環器系開業医として業務を遂行するには、循環器系疾患の原因を広範囲に把握し、それに対処して診療をしなければならないと考えていました。そのためには、循環器系疾患発生の大きな要因になる患者さんの食生活の調整は必須です。

医学部学生時代に、各種疾患に対する食事の特徴や基準については簡単に教わりました。しかし、その程度の知識で病気の患者さんに対して、どのような食材を利用して料理をし、どのようにバランスよく食べればよいかといった具体的な食生活の調整を指導することは不可能だとわかっていました。

この問題点を解決するためには、管理栄養士と一緒に仕事をすることがぜひとも必要だと感じていました。しかし、新規の開業医院でいきなり管理栄養士を雇用するのは、とても勇気のいることでした。なぜなら、食事調整の需要がどの程度あるかが全くわかりませんでしたし、開業してから医院の収入がどの程度になるかの見当もつきません。

そんな状態で管理栄養士を雇用し、きちんと給与を支払うことができるだろうかという疑問が、常に私の頭の中にありました。

このような状況の打開策として手を差し伸べてくれたのは、複数の医療施設の管理栄養士２名と、徳島大学医学部栄養学科大学院生５名の管理栄養士でした。開業以来、彼らがボランティアやパートとして診療に参加してくれたため、患者さんへの食事調整の需要がどの程度あるのかが分かるようになりました。また、管理栄養士と話し合った患者さんの感想を聞くと好意的な反応が多く、「管理栄養士の診療参加は、ぜひ必要」という思いが強まりました。患者さんからその当時寄せられた感想を以下に記します。

「このような食事の話は今まで聞いたことがなかった」「どうすれば塩分の調整ができるのかが分かった」「食べ物に含まれている塩分など考えたことがなかった」「この食品にこれだけ塩分が含まれているとは思いもよらなかった」「糖尿病に対しては薬だけではなく、こうすれば血糖値が下がり、糖尿病のコントロールがよくなると分かった」「いかに私がたくさんの脂肪分を摂取していたかが分かった（脂質異常症の患者さん）」「痛風を防ぐための食生活方法に納得した」「余分なカロリー摂取が私の食事のどの部分にあったのか、わかった」等々。

こういった診療経験を重ねるにつれて、管理栄養士による食事調整が極めて効果的かつ好評であることがわかりました。ただ、開業した2003年当時の食事指導への保険点数は130点で、一人の患者さんに食事指導をしても病院収入は1300円にしかなりませんでした。この金額では管理栄養士の給与を賄うことはとてもできませんでした。しかし「それでもかまわない」と決断しました。ボランティアで参加してくれていた一人の管理栄養士が「私がこのクリニックで、患者さんの食事調整を担う業務を担当したい」と申し出てくれました。こういった経緯で開業1年後に当クリニックの常勤管理栄養士が誕生しました。それ以来、現在まで管理栄養士の常勤化が続いています。また、1人の常勤管理栄養士だけでは負担が重いため、2013年から常勤1名、パート1名の管理栄養士体制で診療を続けています。

そして、管理栄養士の業務に余裕が出てきてから、管理栄養士と患者さんが1対1で話し合う食事調整に加えて、定員10名までの患者さんに集まってもらい、午前中に「高血圧教室」「糖尿病教室」などと銘打ったイベントを月に1回のペースで開催してきました。当院には写真1のように料理のできるキッチンスペースがあり、そこで管理栄養士が高血圧、糖尿病、脂質異常症などに対して、適切な料理を患者さんと一緒に作って食べるという食事教室を開催してきました。実際に、各種疾患に適切な料理を作って食べてもらうと、患者さんは各種疾患の制限内でこんなに上手に作れて食べられるということに感心されます。こういった教室に参加すると、患者さんは自分にふさわしい料理の秘訣を覚えてくれるようになりました。

なお、管理栄養士による食事調整は一般的には「食事指導」と呼ばれています。し

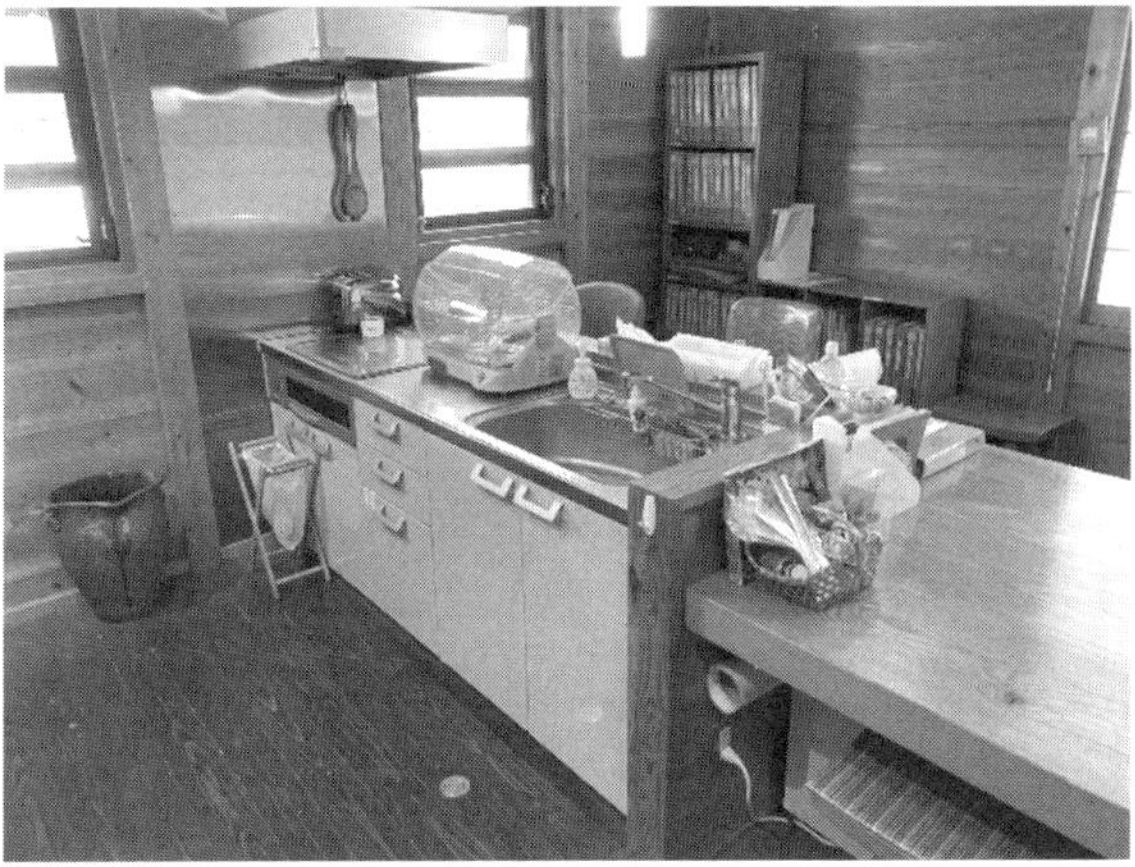

写真1：食事相談室のキッチンスペース

かし、この用語は医療者側の上から目線そのものであり、偉ぶった感じがして私たちは使っていません。患者さんが困っている食事内容に関して、専門の管理栄養士が相談に乗るという姿勢で「食事相談」と呼称しています。「次回は高血圧に関する食事内容確認のため、食事相談を予定しましょう」といった感じです。

## 食事相談室の工夫

食事相談用の部屋の雰囲気づくりにも工夫をしました。開業前に複数の医療施設で管理栄養士が食事指導する部屋を見学したのですが、事務的な部屋や実験室のような部屋がほとんどでした。管理栄養士も白衣を着ており、管理栄養士が患者さんと一緒に食事の調整を楽しくするべきという私の発想にはほど遠い感じでした。当クリニックは全館が無垢の杉で仕上げられていますが、食事相談室も食事をゆったりと楽しめるような雰囲気にしてほしいと設計士に要望し、写真2のような部屋が出来上がりました。部屋の窓ガラスの内側には障子を入れ、蛍光灯も電球色にして和風料亭のような暖かい雰囲気にしています。冬の夕方に周囲が暗くなると、あたかも居酒屋のような雰囲気にもなります。この部屋で患者さんが管理栄養士と話し合っていると、楽しい笑い声が診察室まで聞こえてきたりします。リラックスしている患者さんの様子が想像でき、部屋の工夫がうまくできたと一人ほくそ笑むことがあります。

なお、開業初年度の食事相談の件数は５９４件／年でしたが、次第に増加し、新型コロナウイルス感染症が猖獗《しょうけつ》を極める前の２０２０年以前では、年に２５００～２６００件の食事相談を行っていました。しかし30～60分をかけて管理栄養士と患者さんが近接して行う食事相談は、空気感染対策、接触感染対策を徹底していても、コロナ禍

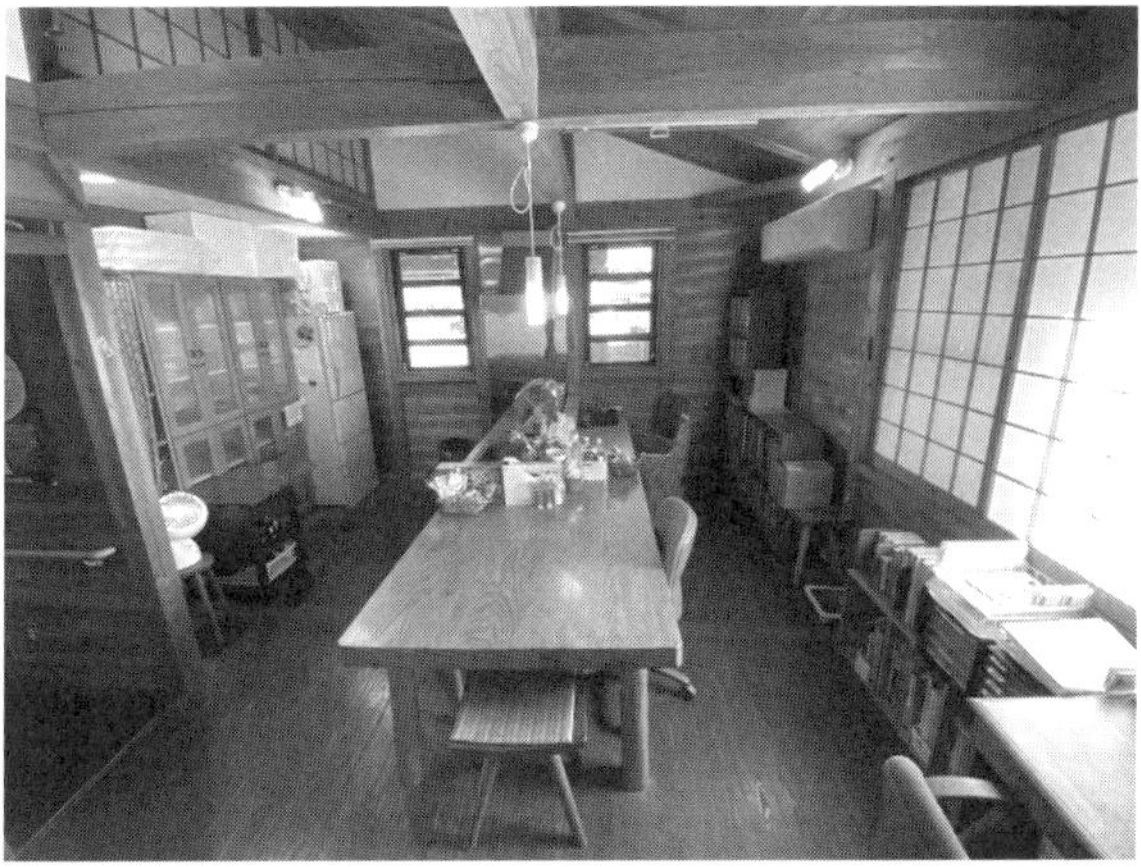

写真2：食事相談室の全体像

では患者さん側の不安感もあり、控え気味になりました。日本で新型コロナウイルス感染が発生した2020年以降の食事相談件数は2400件前後と、やや減少しました。今後、感染症が収束すれば中断している食事教室も再開したいと思っており、食事相談件数も元に戻るものと期待しています。また2016年からは初回の食事相談の保険点数が260点（2600円）、2回目以降が200点（2000円）に増額されたため、クリニックにとっては財政的にだいぶ楽になりました。

## 管理栄養士による食事相談の実際

高血圧診療に管理栄養士が参加し、体重や摂取塩分の調整が上手にできて降圧剤を中止できた患者さんがどの程度いたかを検討し、その結果を2009年に開催された第23回日本臨床内科医学会（埼玉）で報告しました。その概要をお知らせします。

まず、看護師が家庭血圧の正しい計測方法を説明します。そして継続した通院の際に家庭血圧の数値を看護師が確認し、血圧変動の理由を患者さんと一緒に考えるようにしました。代表的な血圧上昇の原因は睡眠不足、塩分の過剰摂取、ストレス、夏冬の気温の変動といったものでした。管理栄養士は塩分、カロリー摂取量の適否を定期的に確認し、アドバイスを繰り返しました。医師の私は看護師、管理栄養士が記入したカルテの内容を確認して診察、投薬調整を行い、適切な運動を勧めました。こういった診療を繰り返し、２００３年の開業時から６年間に来院した高血圧の方々のうち、どのくらいの人が降圧剤を中止できたかという研究発表でした。

　この期間に高血圧で受診した方は男性１３６３名、女性は１５００名でした。これらの人々のうち、心筋梗塞や心不全などで心臓の機能低下がある人に対しては、降圧剤は減量してもよほど下がり過ぎない限り中止はしないことにしました。降圧剤の中には心臓をはじめとして臓器保護効果があるためです。それ以外の人で、家庭血圧が低下して１２０㎜Ｈｇ未満の血圧が続く場合には降圧剤を少しずつ減量し、それでも１２０未満が維持できるときには降圧剤を中止しました。こういった方針で降圧剤を中止できた人は男性３名、女性20名でした。降圧剤を中止できた人の平均年齢は61歳、投薬中止に至るまでの体重減少は４・５kgでした。降圧剤を少なくできた方は多かったのですが、中止まで持ち込めた方は期待したほどではありませんでした。

それは前述のように、心臓の機能低下を示す患者さんが対象者の中に存在したことと、すべての方が徹底して食事の調整、有酸素運動を取り入れることができたわけではなかったからでした。また、遺伝的な高血圧家系の方もいました。ただ、少数とは言え、降圧剤を中止できた方がいたのは事実であり、病院に通院する時間もお金も他のことに使えてよかったと思います。なお、降圧剤を中止できても家庭血圧は継続して計測するよう勧めていますが、降圧剤を中止できた20名の女性のうち3名は再度の血圧上昇があり、再び来院するようになりました。こういった方針で診療を続けていますが、管理栄養士との食事相談が極めて効果的であった実例を紹介します。

### ①食事相談で家庭血圧がきれいにコントロールできて通院中止になった女性

55歳の女性です。当クリニック受診の3年ほど前から職場健診で高血圧を指摘されていました。自覚症状がないため、どこも受診せず経過をみていましたが、直近の健診を受けた際に治療が必要と説明され、当クリニックを受診しています。外来の血圧は160／94㎜Hgと高い状態でした。身長152㎝、体重61・5kg、BMI26・6で肥満傾向がありました。両側下腿に浮腫もあり、運動もできていないとのこと。すぐに降圧剤を開始する状態ではなかったため、看護師が家庭血圧の正しい計測方法を説明し、その結果を確認して対応策を決めることにしました。また、ＢＭＩが高いため、次回受診時からは管理栄養士と食事の調整を開始しましょうと伝えてお帰りいただきました。体脂肪率や身体の各部位の筋肉量が判定できるＩｎＢｏｄｙ計測では、両側下肢筋力が著明に低下しており、転倒予防のための安全なスクワットを看護師が説明しました。また日常生活でウォーキングを取り入れれば、運動により一酸化窒素が血管内皮から分泌され、血管が広がって血圧が低下してくることも説明し、ウォーキングを生活に取り入れるよう勧めました。このような生活調整方法を説明して、当クリニックでの診療を開始しました。

管理栄養士との食事相談を２カ月間隔で行い、２年後には体重が８・５kg減少して53kg、ＢＭＩは22・９になりました。そして、家庭血圧も常時１２０㎜Ｈｇ台で推移するようになったのです。高血圧に伴う臓器障害はどこにも確認されないため、当クリニックへの通院の必要はないと説明しました。これからも家庭血圧を計測し、１３０㎜Ｈｇ台が見られるようになれば受診するよう指示し、当クリニックでの診療をいったん中止しました。

なお、『高血圧治療ガイドライン２０１９』には年齢別、疾患別に降圧目標の血圧値が示されています。その値を治療の目標にはしていますが、すべての人にその血圧値を適用すると、ごく稀ですが血圧の下がり過ぎを自覚して倦怠感を訴える方がいます。そのような場合には患者さんの自覚症状や採血検査結果などを確認しながら、その人に特化した降圧目標を設定しています。

私は臓器障害を認めない高血圧の患者さんに次のように伝えています。

「食事調整に有酸素運動を加えることで家庭血圧が低下すれば、降圧剤を減量して中止できることがあります。そうなれば通院する必要もなくなります。通院に要する時間もお金も自分の好きなことに使えるので、それを目標にぜひ工夫を続けてください」

**②食事相談を継続し、体重がきれいに低下して降圧剤を減量、中止できたご夫妻**

初診時、夫は73歳、妻は71歳でした。それまで治療を受けていたかかりつけ医が閉院したため、当クリニックを受診されました。

夫は高血圧、糖尿病、脂質異常症などがあり、７種類の薬を服用していました。身長は１６６㎝、体重は85・０kg、ＢＭＩは30・８で強い肥満がありました。外来受診時の血圧は１６４／84㎜Ｈｇと高く、糖尿病の指標であるＨｂＡｌｃは８・３％で、糖尿病のコントロールも極めて不良でした。このため、看護師が家庭血圧の正しい計測方法を説明し、次回その計測結果を持参するよう伝えました。そして、このままの大量の薬を服用し続けるのは極めて危険と説明し、管理栄養士との食事調整がぜひとも必要と伝え、当クリニックでの診療を開始しました。また、有酸素運動もぜひ行うよう伝え、禁煙外来で禁煙も開始しました。当初は４週間隔で通院してもらい、その都度管理栄養士との面談を行いました。

患者さんは当クリニックの種々のアドバイスを上手に取り入れて生活され、禁煙も成功し、体重も次第に減少してきました。その経過を見ながら、降圧剤、糖尿病の薬は少なくすることができました。状況の改善が見られたため、通院間隔も６週から８週へと延長しました。５年後の78歳時には体重は初診時から11・２kg減少して73・８kgになり、ＨｂＡｌｃは６・７％にまで低下しました。このため薬は３種類までに減量し、それぞれの薬の用量も大幅に少なくすることができています。

一緒に通院しはじめた71歳の妻も、以前のかかりつけ医院では高血圧と診断されていました。初診時には血圧は146／68㎜Hgとやや高めでした。身長は155・6㎝、体重は82・4㎏、BMI33・9と強い肥満状態でした。降圧剤はアムロジピン5㎎錠が処方されていました。このまま薬剤を続けるだけではなく、夫と一緒に管理栄養士との話し合いを続け、有酸素運動も生活の中に取り入れて経過を見たほうが絶対によいと勧めました。

夫と一緒に通院を続けて体重は漸減し、5年後の76歳時に体重は10㎏減少して72・4㎏になりました。家庭血圧も体重減少に比例して低下したため、アムロジピン5㎎から2・5㎎に減量しました。75歳を超えても家庭血圧は120㎜Hg台前半で維持できたため、アムロジピン2・5㎎は中止しています。その状態で家庭血圧は130㎜Hg前後で維持できており、75歳以上であれば家庭血圧は135／85㎜Hg未満という降圧目標を達成できています。ただ、BMI29・6とまだ高いため、継続した食生活の調整と有酸素運動を続けるようにと勧めています。私が診療を終えて車で帰宅する時、ウォーキングされているご夫妻に出会うことがあります。そんな時には運転席から手を振って「頑張って！」と声を掛けています。

このように、高血圧を指摘された方の中には、基本的な生活調整をすることで血圧が低下する方がおられます。高血圧による心機能低下などの臓器障害が生じている方の場合には、降圧剤の開始や継続が必要になります。しかし、臓器障害の有無にかかわらず、高血圧対策として適切な有酸素運動と管理栄養士による食事調整はまず行うべきでしょう。一般の開業医院に管理栄養士が勤務している施設は極めて少ないと思いますが、自分の食生活を管理栄養士に評価してアドバイスをもらいたいという場合には、かかりつけ医院に依頼して大きな病院に紹介してもらうと、管理栄養士との話し合いを行うことができます。ぜひお試しください。

### ③食事相談を続け、体重が40kgも減少した男性

69歳の男性です。56歳の時に職場健診で血圧上昇と軽度の心電図異常があるとして、当クリニックを受診しています。前医で降圧剤の処方がなされていましたが、外来の血

圧は178／88㎜Ｈｇと極めて高く、身長172㎝、体重124・2㎏、ＢＭＩ42・0と高度の肥満状態でした。受診された折に患者さんに次のように伝えました。

「薬を服用するだけでは根本的な解決にはなりません。食事の調整に加え、有酸素運動を生活の中に取り入れましょう」

家庭血圧の計測方法を看護師が説明し、早急に管理栄養士と食事の調整を始めるよう伝えました。簡易法で行った睡眠時無呼吸の検査でも重度と判定されました。

こういった方針で治療を開始したところ、本人も体調管理の必要性を自覚し、積極的に取り組みました。体重は少しずつ減少し、それに伴って家庭血圧も低下してきました。当クリニックでは75歳未満の方の場合には原則として朝120㎜Ｈｇ未満の血圧が3日連続して計測されれば、指示した降圧剤をワンランク減量するよう指示しています。そういった方法で経過をみたところ、57歳の時点で体重は87・5㎏まで低下し、降圧剤も完全に中止することができました。それ以降もまだ体重が多いため、継続した食事相談を続けて経過をみていたのですが、59歳の時点で本人が「もういいだろう」と自己判断して、通院を中止してしまいました。

その4年後の健診で血圧上昇（１６０／90㎜Ｈｇ）を指摘され、近くの医院で降圧剤の投与が開始されたため、再び当クリニックの門を叩かれました。体重は95㎏まで増加しており、再び管理栄養士との食事相談を定期的に行うことで対処しました。その後、体重は漸減し、69歳時点では83・７㎏まで低下しました。体重減少に伴って家庭血圧は下がってきたため、降圧剤は少しずつ減量していきました。前医の薬を半分まで減らし、アムロジピン２・５㎎とカンデサルタン４㎎としましたが、家庭血圧は１２０㎜Ｈｇ台前半までに維持できています。初診時の１２４・２㎏から40・５㎏も減量に成功できており、本人の努力は素晴らしいと思います。今後もさらに減量して降圧剤を減らせるようにと勧め、スタッフ一同で応援しています。なお、初診時の重度の睡眠時無呼吸は体重減少によって改善しています。

**④食事調整と有酸素運動を加えることで体重が減少し、降圧剤を中止できた男性**

60歳の男性です。50歳の時、転勤で当地に転居されました。それまで受けてきた高血圧、脂質異常症の治療をと希望されました。この男性は40歳の時から高血圧の内服治療を受けていましたが、受診時には身長176・6㎝、体重89・5㎏、BMI28・7と、肥満体質でした。単に薬を服用するだけではなく、食事の調整、有酸素運動を取り入れ、家庭血圧を計測して降圧剤の調整をしましょうと伝えました。初診時に服用していた降圧剤はアムロジピン5㎎、カルベジロール10㎎で、脂質異常症にはロスバスタチン2・5㎎が投与されていました。当クリニックでの治療を開始し生活調整を続けましたが、当初はなかなか良い効果が得られませんでした。

50代半ばで退職し、有酸素運動などを重点的に行うようになり、状態はみるみる改善していきました。体重の減少に伴って血圧は低下したため、血圧の状態を観察しながらアムロジピン、カルベジロールは少しずつ減量することができました。その結果、初診から7年後には体重は78・4㎏に減少し、降圧剤を中止しても家庭血圧は朝夕ともに120㎜Hg台前半で維持できるようになりました。その後、気温の低下する冬季にも血圧上昇はなく、四季を通じて降圧剤は使用せず、家庭血圧は120㎜Hg台前半で維持できています。残念ながら脂質異常症の薬は継続せざるをえない状態ですが、60歳の現時点では体重は69・2㎏まで減少し、BMIは22・2と極めて良好な状態です。20・3

kgの体重減少ができて非常にきれいな体格になりました。素晴らしいです。

### ⑤食事調整と積極的なウォーキングを継続し、体重が30kg減少して降圧剤を中止できた男性

現在61歳になった男性です。40代後半に動悸を自覚して近くの病院を受診し、高血圧と診断され、降圧剤が開始されていました。しかし、動悸は続き、体重も多いので何とかしたいと訴えて当クリニックを受診されました。身長172・1㎝、体重100・4kg、BMI33・9と強い肥満状態の方でした。服用していた薬はアムロジピン5㎎、ロサルタンカリウム50㎎、ヒドロクロロチアジド12・5㎎で、年齢の割には多い処方量でした。外来の血圧は132／84㎜Hgでほぼコントロールできていましたが、このまま薬を飲み続けるのではなく、食生活の調整と有酸素運動を生活の中に取り入れるよう勧め、管理栄養士とは2カ月に1回程度の定期的な食事相談を開始しました。

非常に熱心に取り組まれ、体重は次第に減少し、それにつれて家庭血圧も低下しました。ウォーキングは1日に1万歩にも達することがありました。通院している病院にも

体重の減少や家庭血圧の低下を伝えると、降圧剤の減量がなされました。そして受診後10年で体重は70・6kgになり、家庭血圧も120㎜Hgを切るようになりました。その結果を通院中の病院で見てもらったところ、処方されていた降圧剤はすべて中止になりました。ほぼ30kgの体重減少に成功したのでした。ただ、まだBMIは23・9であり、もう一息の体重減少をと希望され、管理栄養士との食事相談のために継続して通院されています。

## 食事相談をぜひ受けてください

この章では、高血圧と診断されていた方に、管理栄養士が加わって食事調整を行い、有酸素運動も勧めて、体重減少や降圧剤減量、中止に向かうことができた典型例を示しました。すべての方にこのような好影響が出るかといえばそうではありません。しかし、血圧が高いといって降圧剤だけを服用するのではなく、食事の調整や有酸素運動を追加して体調管理を行えば、今回提示したような方が現れます。高血圧と診断されたのなら、服薬を開始するだけではなく、まず管理栄養士に自分の食生活を評価してもらい、改善すべき点は改善すべきでしょう。また、生活の中に有酸素運動を加えることで、血管内皮から一酸化窒素（ＮＯ）が分泌され、動脈が広がり、血圧が低下することが分かっています。ぜひ有酸素運動を取り入れてください。高血圧と診断されたときには、薬だけに頼るのではなく、食事調整と有酸素運動を生活の中に取り入れることを、ぜひお勧めします。

因みに、重篤な高血圧合併症がある方には言わないのですが、単なる高血圧だけで他の合併症が全く見当たらない方の場合には、診療の目標として次のように伝えています。「病院に来る時間も、病院や薬局で支払うお金も、自分の好きなことに使えば、もっと人生は楽しく、明るくなります。通院中止を目標にして、あなたの高血圧をコントロールしてください」

なお、当クリニックの食事相談の内容に興味のある方は、以前出版した『坂東ハートクリニックの高血圧教室』（ワニ・プラス）をご覧ください。また当クリニックの診療で降圧剤の減量や中止ができた具体例に関しては、『血圧は下げられる、降圧剤は止められる』（ワニブックス【ＰＬＵＳ】新書）にも記載していますのでご覧ください。

# 第6章

# 医師の診察で発見され得るその他の異常所見

高血圧で治療中の方に、これまで述べてきたような私の診察方法で、循環器領域ではない以下のような疾患や異常所見を確認することがありました。代表的なものを挙げてみます。

## ①男性乳がん、女性化乳房

男性にも乳がんがあります。その発生率は乳がん全体の約1％と言われています。当クリニックでも2名の男性乳がんの方がありました。85歳男性の診察時に左側の乳頭がやや大きくなっているのに気づきました。「左側の乳首周囲がやや大きくなっているので、触りますよ」と伝えて触診で確認してみると、左乳頭の後方に直径3㎝ほどの硬いしこりがありました。「痛くないですか?」と尋ねると「痛くはないけど、少し違和感はある」との返事でした。男性乳がんの可能性が

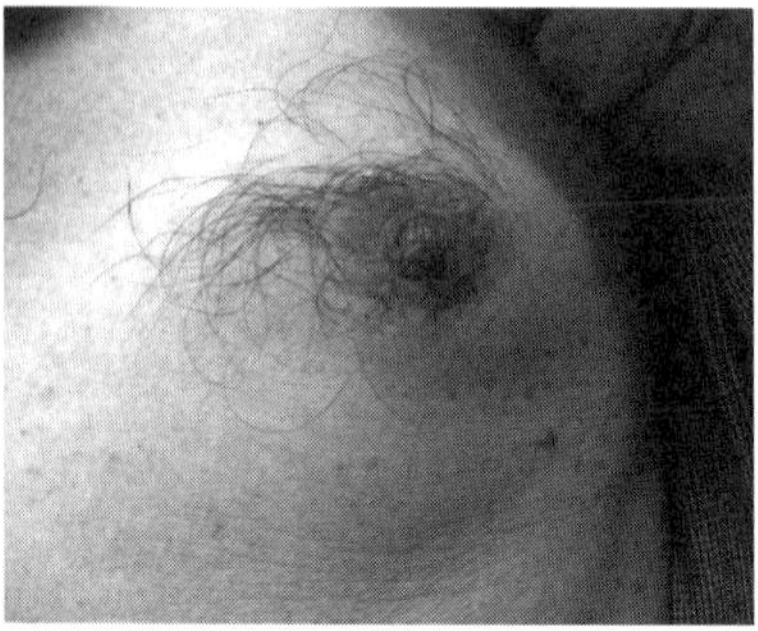

写真1：男性の左乳がん

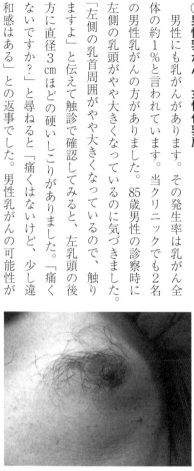

あり、専門医に紹介したところ、やはり男性乳がんでした。手術治療を受けたのですが、残念ながら2年後にお亡くなりになりました（写真1）。

乳首が大きくなる場合に乳がんではなく、女性化乳房という状態も時に見かけます。薬剤の副作用で発生することがあります。私の診療分野では、抗アルドステロン性利尿・降圧剤であるスピロノラクトン、前立腺肥大の薬のデュタステリド、うつ病やうつ状態で処方するスルピリドを服用されている方に、この女性化乳房を確認することがあります。痛みを伴うことが多く、該当する薬剤を休薬することになります（写真2）。

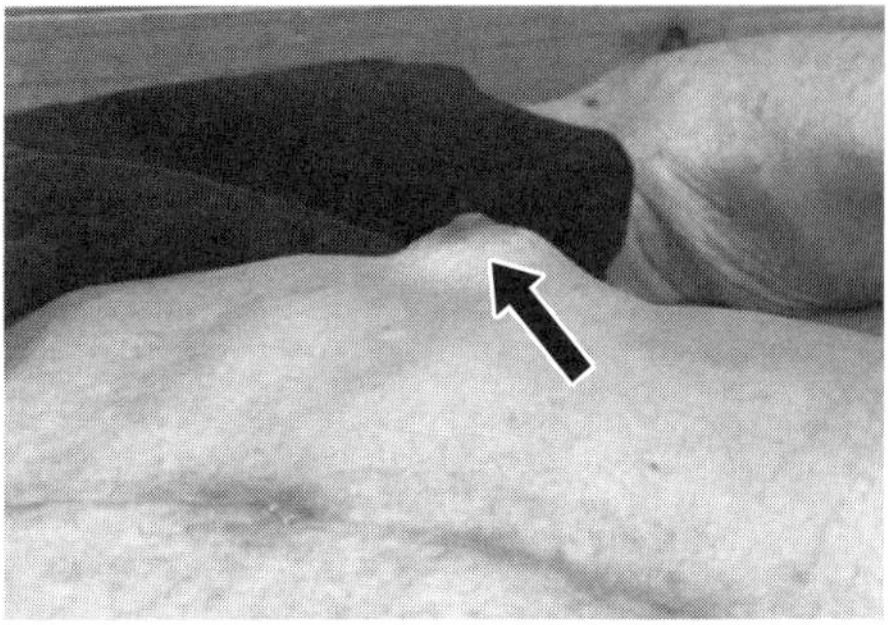

写真2：女性化乳房

### ②薬の貼り間違い

加齢とともに物忘れが増えてきますが、ある程度は仕方がないことです。内服薬の飲み忘れや重複服用はよくありますが、それを医師が診察時に発見することは困難です。しかし、貼り薬の貼り間違いを目にすることがあります。写真3の男性は80歳代ですが、喘息の貼り薬を同じ場所に4枚も貼っていました。ご本人は全く気づいていなかったため、付き添いのご家族にも見ていただき、「気をつけてあげてください」と伝えました。心臓関連の貼り薬を複数枚貼っている方も時々見かけます。その都度、付き添いのご家族に指摘しています。

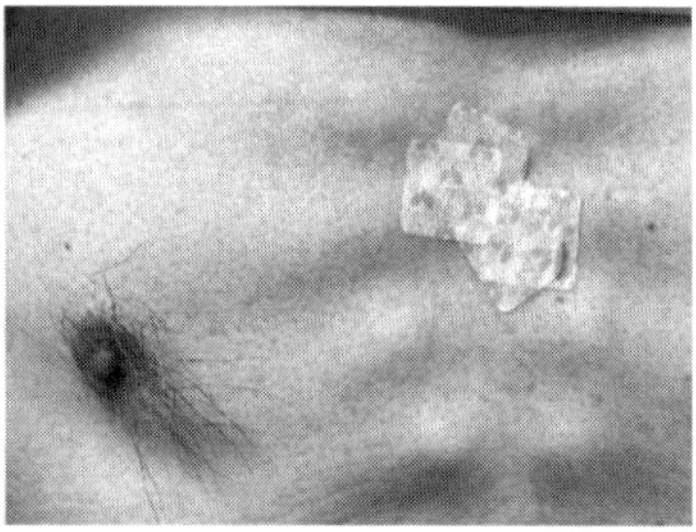

写真3：貼付剤を4枚貼っていた男性

### ③搔爬《そうは》性湿疹《せいしっしん》

聴診の際に、胸のあちこちに引っかき傷が確認されることがあります。「痒くないですか?」と尋ねると「痒くて、痒くて……」との返事があります。そういった痒みの持続が、血圧上昇にもつながることがあり、対応が必要です。皮膚保湿剤や痒み止めを追加したりします。また、入浴の際に石鹸をたっぷりつけ、ナイロン束子《たわし》でゴシゴシこすったりすることはしないようにとも伝えます。高齢の方は石鹸や洗剤で皮膚を洗いすぎると皮脂成分が少なくなり、痒みが出てくることが多いのです。

### ④モンドール病

それほど多くはない病気ですが、中年女性に時々見られます。乳房や前胸壁の皮膚に薄赤い索状物が何本か確認されます。罹患した側の腕を上げると、牽引痛を訴える方がいます。また、不快感や軽い痛みがあるようです。モンドール病は、胸壁の静脈に血栓ができてしまったときに発生する病気です。特に治療の必要はなく、自然に消失します。胸の痛みで受診される方の中に、このモンドール病を見出すことがあります。これまでに、３名の方にこの病気がありました。

### ⑤肝嚢胞

腹部の触診でみぞおちの部分に大きな腫瘤を確認しました。肝臓が腫れているのかと思い、消化器内科に紹介すると、大きな肝嚢胞であるとの返事がありました。手術は不要ですが、机の角などにぶつけないようにと伝えました。

**⑥腹壁ヘルニア**

これも時々見かけます。腹部の手術後の方に見られることがあります。腹壁の筋肉が薄くなって、その部分から腸が皮膚の下に現れます。普段は無症状か軽い痛み、または不快感程度の方がほとんどですが、腸がその部分に入り込んでねじれてしまったりすると、強い痛みが生じ、それが改善しなければ手術的な治療が必要になります。痛みが続く時には連絡を、と伝えています（写真4）。

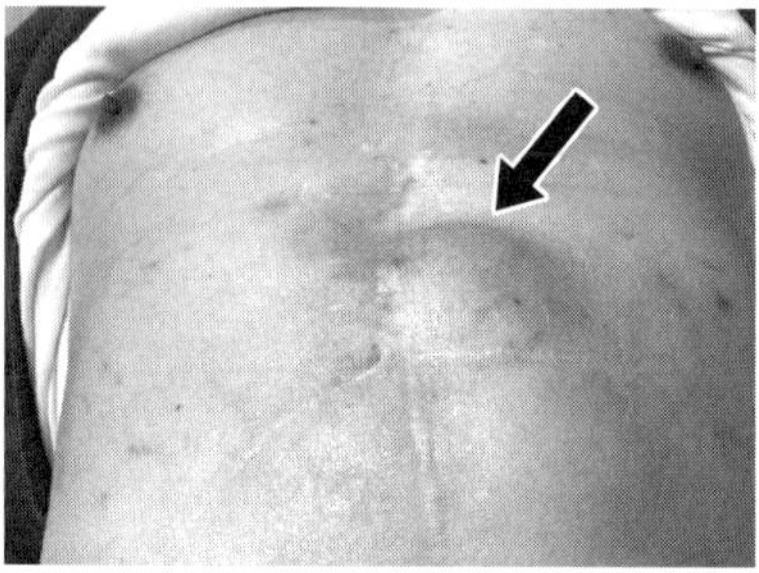

写真4：腹壁ヘルニア

**⑦その他**

私の腹部触診で腫瘤を確認し、消化器内科に紹介した結果、すい臓がんが発見された方がいました。また、70代男性の右下腹部に小さな腫瘤を認めたことがありました。患者さんは痛みも痒みも訴えなかったのですが、その原因が不明のため、急性期病院に紹介しました。その結果、精巣がんの転移が腹壁に生じていると診断され、治療が開始されました。

「病院に頼らず生きよう」というような主張をする団体もあります。しかし、医師が視診や触診で胸や腹部を確認することで、今回記載したような疾患や異常な所見が確認されることもあるのです。病気を指摘された方は病院を無視するのではなく、病院と二人三脚で生活したほうがより安全だと私は考えています。

# おわりに

最後までお読みいただき、ありがとうございます。できるだけ読みやすく、分かりやすくなるよう工夫をしましたが、難しい内容があったかもしれません。ご容赦ください。

高血圧関連の一般向け書籍やメディアでは「こうすれば血圧が下がる」「血圧を下げるのは簡単」「血圧が下がれば、それでOK」という風潮が続いています。しかし、高血圧診療の本当の目的は、単に血圧を下げることではなく、高血圧の合併症としての新たな病気を発生させないことです。また、残念ながら合併症が発生した場合でも、その状態を悪化させないようにし、体調不良を防ぎ死亡を減らさなければなりません。そのことを知っていただきたく、今回の出版に至りました。

私が勤務医の時から30年近く高血圧の治療をしてきた方が、先日亡くなりました。私が20年前に開業してからは、私に付いてきてくれて当クリニックに通院されていました。血圧はきれいにコントロールできていたのですが、その経過中、虚血性心疾患が明らかになり、カテーテル治療を受けられました。また、腹部大動脈瘤も発見したため、ステントグラフト内挿術も受けてもらいました。幸い、いずれも無事切り抜けられました。さらには、両側の頸動脈狭窄症も明らかになったため、定期的に頸動脈エコー検査を行いながら治療を続けていました。循環器系疾患はそれなりに安定し、良好に経過していたのですが、定期の採血検査で血液疾患が明らかになってしまいました。このため、急性期病院の血液内科に紹介し、治療を依頼しました。しかし、残念ながらその血液疾患が悪化し、91歳の誕生日直前に逝去されました。

その後、ご遺族からお手紙が届き、そこには次のような文章がありました。「重篤な循環器疾患が複数ありながら91歳まで元気に過ごせたのは、先生やスタッフの方々に出会えたからだと思います。本当にありがとうございました」。身に余るお言葉でした。

このようなお手紙をいただいて思い出すことがありました。「患者さんを常に自分の両親や親族と思って診療する」と発言する医師が時々いますが、私はそこまでの想いをすべての患者さんに対して持つことはできません。日々の診療で患者さんに対して、どんな想いが私の心の中にあるのだろうかとずっと考えていました。そんなある時、医療とは無関係の新聞記事の見出しに、次のような文言を見つけました。

「みんな誰かの宝物だから」

「そうだ！　これだ！」と。

「私の宝物でなくても、誰かの宝物なのだ！」

特段の問題が無く順調な方の日々の診療では「こんにちは！」から「お大事に！」といった感じで診療が終わります。しかし、ごく稀ですが偉ぶる人、横柄な人、根拠のない自説に固執する人などがいますが、そんな時、少しムッとします。しかし、どの患者さんにもその人を大切に思っている人、かけがえのない存在だと思っている人がいるということに思いが及び「みんな誰かの宝物」という言葉が心に浮かびます。そのことで私の「心のさざ波」は落ち着いて、その人たちへの診療内容がぶれることはありません。また、病状が悪化した人への診療でも、その人を宝物と思っている人の存在が頭に浮かび、懸命に病状の改善に努めます。どの患者さんも誰かの宝物なのです。

街角で小さな子どもさんを抱っこしているお母さんや、仲睦まじい二人連れなどを見かけると、やはりこの思いが湧いてきます。因みに、おぞましい極悪人、独裁者、戦争犯罪人にも、その人たちをも「宝物」と思う人たちがいるということに、思いが至ることがあります。

さて、もう一度原点に返ります。繰り返しになりますが、高血圧診療では単に血圧を下げるだけではなく、高血圧の合併症を防ぐことが最も大切なことなのです。そして、残念ながら高血圧合併症が発生した場合には、それらをきちんと制御しなければなりません。しかし、それは医療者側にとっても決して簡単なことではありません。でも、それを行ってこそ、胸を張って高血圧診療を行っていると言えると私は考えています。

そのためには、医師である私個人でできることは限られています。クリニック各職域のスタッフや、クリニックの運営を支えてくださっている種々の業者の方々、またクリニックの財務・経理を担当してくれている妻とともに、ご縁で出会った患者さんたちが天寿を全うできるよう、今後も落ち度がないよう工夫を続け、診療を続けていこうと思っています。

今回の書籍が読者の方々にとって参考になりましたら幸いです。

２０２３年12月

坂東正章

# 見逃される高血圧の合併症
## 診察なし降圧剤頼みの血圧対策は危険！

著者　坂東正章

２０２４年２月５日　初版発行

坂東正章（ばんどう・まさあき）
坂東ハートクリニック院長。１９５３年生まれ。徳島大学医学部医学科を卒業し、徳島大学第二外科に入局。小松島赤十字病院（現・徳島赤十字病院）勤務中に米国Texas Heart Institute Division of Cardiovascular Surgeryに客員外科医として留学。２００３年、徳島市に坂東ハートクリニックを開院。食事と運動をはじめとした生活習慣調整を含めた診療で、数多くの高血圧症患者の降圧剤を減薬、または中止させることに成功している。著書に、『血圧は下げられる、降圧剤は止められる』（ワニブックス【ＰＬＵＳ】新書）、『坂東ハートクリニックの高血圧教室』（ワニ・プラス）など。

発行者　佐藤俊彦
発行所　株式会社ワニ・プラス
〒１５０-８４８２
東京都渋谷区恵比寿４-４-９　えびす大黒ビル７Ｆ
発売元　株式会社ワニブックス
〒１５０-８４８２
東京都渋谷区恵比寿４-４-９　えびす大黒ビル
装丁　橘田浩志（アティック）
柏原宗績
ＤＴＰ　株式会社ビュロー平林
印刷・製本所　大日本印刷株式会社


ISBN 978-4-8470-6217-9
ワニブックスＨＰ　https://www.wani.co.jp